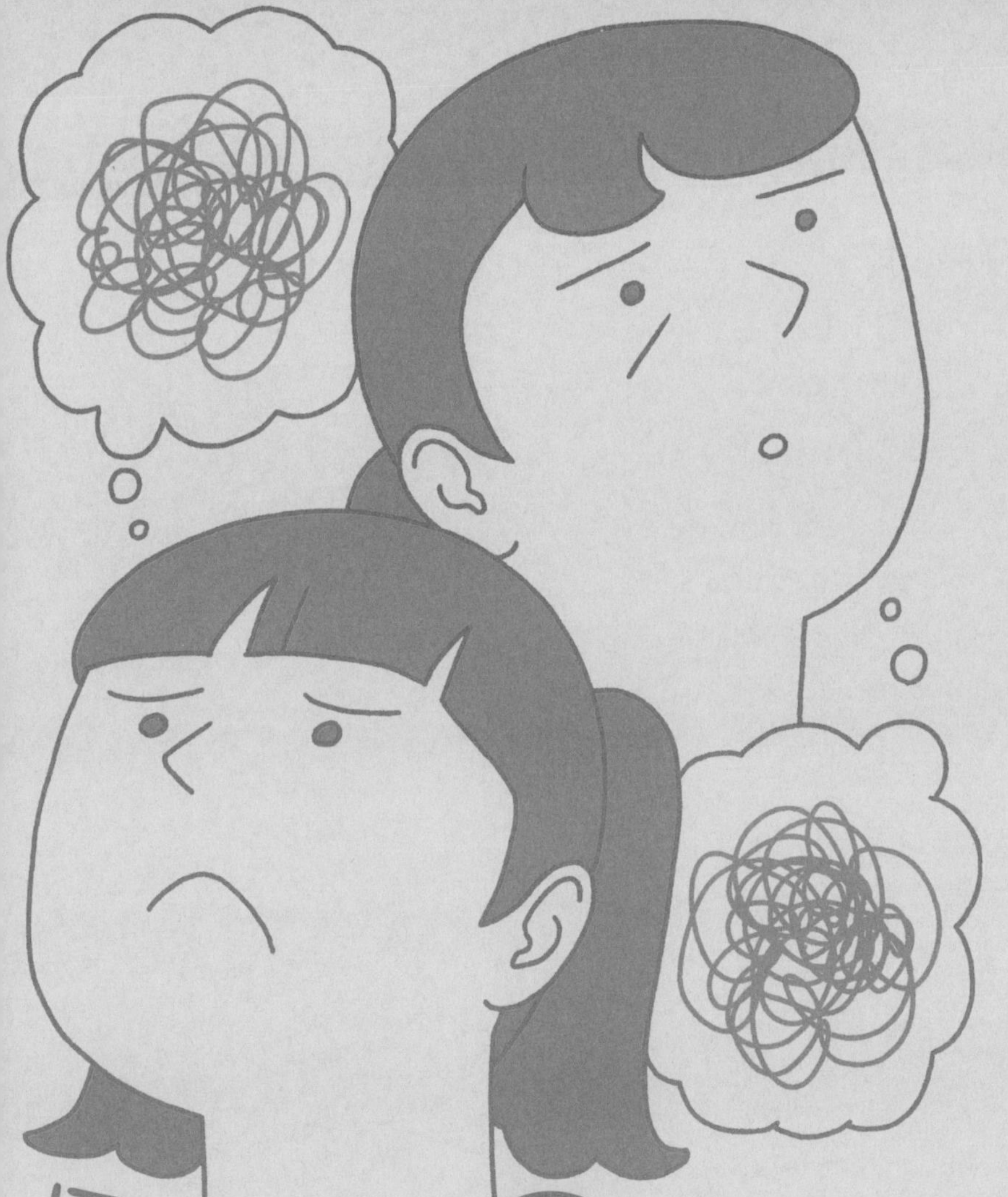

思春期デコボコ相談室

母娘《おやこ》でラクになる30の処方箋

大下隆司
Takashi Oshimo

集英社

思春期デコボコ相談室

母娘《おやこ》でラクになる30の処方箋

はじめに
～思春期の心と体を診るということ

こんにちは。精神科医の大下隆司です。私が院長を務める「代々木の森診療所」は、小さいけれど、2023年3月に開設40周年を迎えた東京都内で最も歴史ある精神科・心療内科クリニックのひとつです。訪れる人は年齢もジェンダーも幅広く、さまざまな困り事を抱えています。

思春期の子どもたちもたくさんやってきます。学校に行けなくなり、母親に連れられて、しぶしぶ受診されることも多いです。

思春期の心と体を診ることは、**脳の発達を診るということ**でもあります。脳の発達具合が、おたまじゃくしのように足が生えてきた、手が生えてきたと外見でわかればよいのですが、人間の子はそうはいきません。見た目で成長具合はわからないので、とにかく話を聞くことにしています。初診では1時間くらいかけて話を聞き、表情や行動を見ていきます。

初診でよくあるのが、親だけ診察室に入ってきて「最初に伝えておきます」「これはあの子には黙っていてください」と言ってワーッと話し始めるケース。そういうときは、「ちょっと待ってください。親が感じていること、困っていることはお子さんの前で話してください」とお願いします。別個に聞くと、子どもは何を言われたのか気になりますし、本音で話し合えない関係こそがコトをややこしくしていたりもするんです。親子が率直に話し合って、お互いのしんどさを共有することが問題解決の糸口になります。

子も親も〝よくなりたい〟という気持ちは同じ

とはいえ、思春期の子は困っていることを言葉にして伝えるのが苦手です。また、その子にとっての本当のストレスは、親が問題にしていることとは別なところにあったりします。たとえば、親は不登校を治したいと思っているけれど、本人にとってのいちばんの問題はそこではなく、そこに至るまでのいろいろなことだったりするわけです。

私の診察では、小さいときのことから遡《さかのぼ》って、その子にもともとどんな特徴があり、どんな環境の中でどんな人と関わりがあって、どんな挫折があり、本当に困っているのはどんなことなのか、**それまでの人生を丸ごと診ていく**つもりでじっくりと話を聞いていきます。

親御さんにも、その子が生まれてここに至るまでに、どんな環境で、どんな育ち方をして、どんな発達の仕方をしてきたかを尋《たず》ねますが、大抵の親は心配のあまりついほかの子と比較して否定的な捉《とら》え方をしがちで、診察室の中で親子ゲンカが始まることもよくあります。

でも、それでいいんですよ。それぞれの言い分を整理して、相手に理解できるように通訳しながら話し合いを進めていくのも大切な治療の一環です。ときには子どものつらく感じている気持ちに沿った解釈を入れながら、本当は何に困っているのか、ストレスの原因はどこにあるのか、言葉にできないその子の思いを探っていきます。私が味方であることがわかってくると、ふてくされていた子もぽつぽつと本音を語り始めます。

話し合う中で家族の問題も見えてきます。付き添いはほとんどが母親で、父親は子どもの問題は母親に任せきり。「子育ては母親の仕事」という社会的プレッシャーもあり、独りで奮闘しているお母さんが多いです。子どもの相談がいつの間にか母親自身の悩み相談になっていることもしばしばで、母親の不安な気持ちにも寄り添いながら話を聞くのですが、**つくづく女性は大変な役割を背負わされているなあ**と思います。

ですから私はいつも、お母さんが子どもを思って一生懸命やってきたことをねぎらいます。するといっぱいいっぱいになっていたお母さんも少しほっとしてくれるんです。心に余裕が生まれると、自分の立場にとらわれていたことに自ら気づき、子どもの立場から客観的に状況を見ることができるようになってきます。

子も親も、立場は違えど〝よくなりたい〟〝よくなってほしい〟という思いは一致しています。そのことを共有して、まずはみんなで同じ方向を向く。そして、不安を起こす原因は何か、そのストレスを減らすためにどうすればよいかを一緒に考える。それだけで、本人のストレスはずっと軽減しますし、親もどう動けばよいのかが具体的にわかってきます。

どんな子にも発達のデコボコがあります

治療するには診断をしなければなりませんが、**診断名はあえてつけなくてもいい**と思っています。というのも精神科の病名はとりあえずつけている程度のもので、経過によって変わってくるし、時代によっても変わってきました。

ＰＣＲ検査で新型コロナウイルスと識別されれば新型コロナウイルス感染症と特定できますが、精神科の場合は症状から推測するしかありません。「こういう症状があるからこのラベルをつけときましょう」という感じで、正常か異常かの判断も、ときには医者の印象で変わってしまいます。また、症状が変化すると全く違う診断になることもあり、特に思春期の脳は発達途上ですから、安易に診断を下すことは危険です。

たとえば、「誰かに監視されている」「人が自分の悪口を言っている」などと思い込む被害妄想は、思春期に発症が多い統合失調症の症状というイメージが強いですが、こういった妄想的な症状は自我が肥大する思春期にはフツーによくあるのです。誤診や過剰診療に陥るリスクを回避するためにも、私が診断名を告げるのは、それによってその子にメリットがあるときのみにしています。

近年、発達障害と診断される子どもたちが増えていますが、言葉ばかりが一人歩きして、いささか乱発されているような印象があります。ちょっと手のかかる子に「発達障害」のレッテルを貼って「薬を出してください」と医療に丸投げしてくる学校も少なくなくて、ラベリングされた子どもたちが教育の場で適切なサポートを受けられず、社会的スティグマ（差別や偏見）を負わされていないかと危惧《きぐ》しています。

思春期は脳や体が大きく変化し、アンバランスな状態に陥りやすい時期です。どんな子も発達に偏りがあり、進んでいる部分と遅れている部分がデコボコしているもので、それは一人ひとりの個性です。発達障害と呼ばれるものは、その延長線上にあって偏りが目立っているというだけのことで病気ではありません。**思春期うつなど病気とされているものも、デコボコの延長の場合も多い**です。そのことを理解して受けとめながら、日常生活にさまざまな支障をきたす場合は、一人ひとりの困り事に応じた適切な支援をしてあげることが大切です。

思春期がこじれるのは成長の証です

患者さん自身がよくなろうと思い、生活習慣を改善して心身のバランスをとるよう心がけ、治療者の説明に納得して適切な医療が受けられれば、元来生命に備わっている自然治癒力や発達する力が最大限に発揮され、本来の健やかな姿に近づいていく――。

そう教えてくれたのは、日本を代表する精神科医で、私の恩師でもあった故中井久夫先生です。私は中井先生の教えを指針として、「**患者さんの〝自己発達力〟〝自己治癒力〟を引き出す医療**」を目指しています。

しかし、実はこれがとても難しい。特に思春期の場合、親との関係がよくないと自己発達力は削《そ》がれ、孤立が長く続くと自己治癒力が失われてしまいます。

薬物治療は精神科医療の柱ですが、薬だけでは病気は治せません。薬ができることはごく一部。体のバランスを整えて回復の足場を作ることです。足場がしっかりしていないと、自己発達力も自己治癒力も思うように働かないので、適切に薬を使って回復の手助けをする、それが精神科医の仕事です。

ただ、そもそも私は思春期の問題を治そうとは思っていません。思春期はこじれるものだし、それは成長の証《あかし》です。とはいえ、あまりにこじらせちゃうと本人も家族も大変なので、その子らしくほどほどにこじれ続けていけるような支援を心がけています。

思春期の子を安心してこじらせてあげるには、それぞれのデコボコをありのままに受けとめることです。人は受け容れられていると感じることで回復、発達していける生き物なんです。人を傷つけるのは人ですが、人の成長していく力を引き出し、支えるのもやはり人です。自我が芽生える思春期は、人と関わってぶつかりながら他者との共生を学ぶ大事な時期です。親の手を離れ、自分でなんとかしていこうとする思春期の自己発達力を、親や学校だけでなく、社会全体で育てていかないといけないと思います。ソーシャルディスタンスを強《し》いられるコロナ時代に育つ子どもたちはなおのこと、いろいろな人との関わりが大事になってきます。私もその一助になりたいと願い、この本を作りました。

子も親もほどほどにこじれてラクになる！

これまで病院やクリニックでの診療のほか、私が所属するＮＰＯ法人メンタルケア協議会が東京都からの委託で行っている「夜間こころの電話相談」「自殺相談ダイアル」「自殺防止のためのＳＮＳ相談」などを通じて、思春期のたくさんのデコボコさんやそのご家族の相談に乗ってきました。それらの体験を踏まえ、思春期の子を持つお母さんに共通する悩みを取り上げています。

特に女子の場合、思春期以降にトラブルが顕在《けんざい》化したり、娘の思春期に母の更年期が重なったりして、親子のバトルが激化しやすい傾向があります。そこでこの本では思春期娘と母の悩みを中心に取り上げていますが、暴走しやすい思春期脳の特徴や個人差の大きい発達のしくみ、思春期トラブルに必ず伴う睡眠の問題、思春期の心の病気と気になる脳の薬の話、生活習慣の見直し方やセルフケア、家族の関わり方など、思春期男子はもちろん、お父さんにも役立つ内容になっています。

また、実際に思春期トラブルから回復したデコボコさんたちのエピソードもご紹介しています。思春期の困った状況を、こじらせながらも乗りこえていったデコボコさんたちのお話には、きっと勇気づけられることと思います。

とにもかくにも、思春期の子と親が、もっとラクに生きていけるヒントをできるだけ盛り込みました。この本が思春期の暗闇を照らす一条の光となることを願っています。

＊本書の事例は、プライバシー保護のため、趣旨が損なわれない範囲で複数の類似ケースを併せるなど、個人が特定されることのないように修正を加えています。

もくじ

1章 デコボコOK！ 乱高下しながら成長するのが思春期です

2章 思春期娘と更年期母は「ホルモン星人」バトルがあって当然です

3章 眠りの乱れが思春期をタイヘンにする

4章 いい子が危ない!? ときには引きこもりも必要です

5章 これって思春期？ それとも病気？ 薬で治せるの⁉

1章

デコボコＯＫ！乱高下しながら成長するのが思春期です

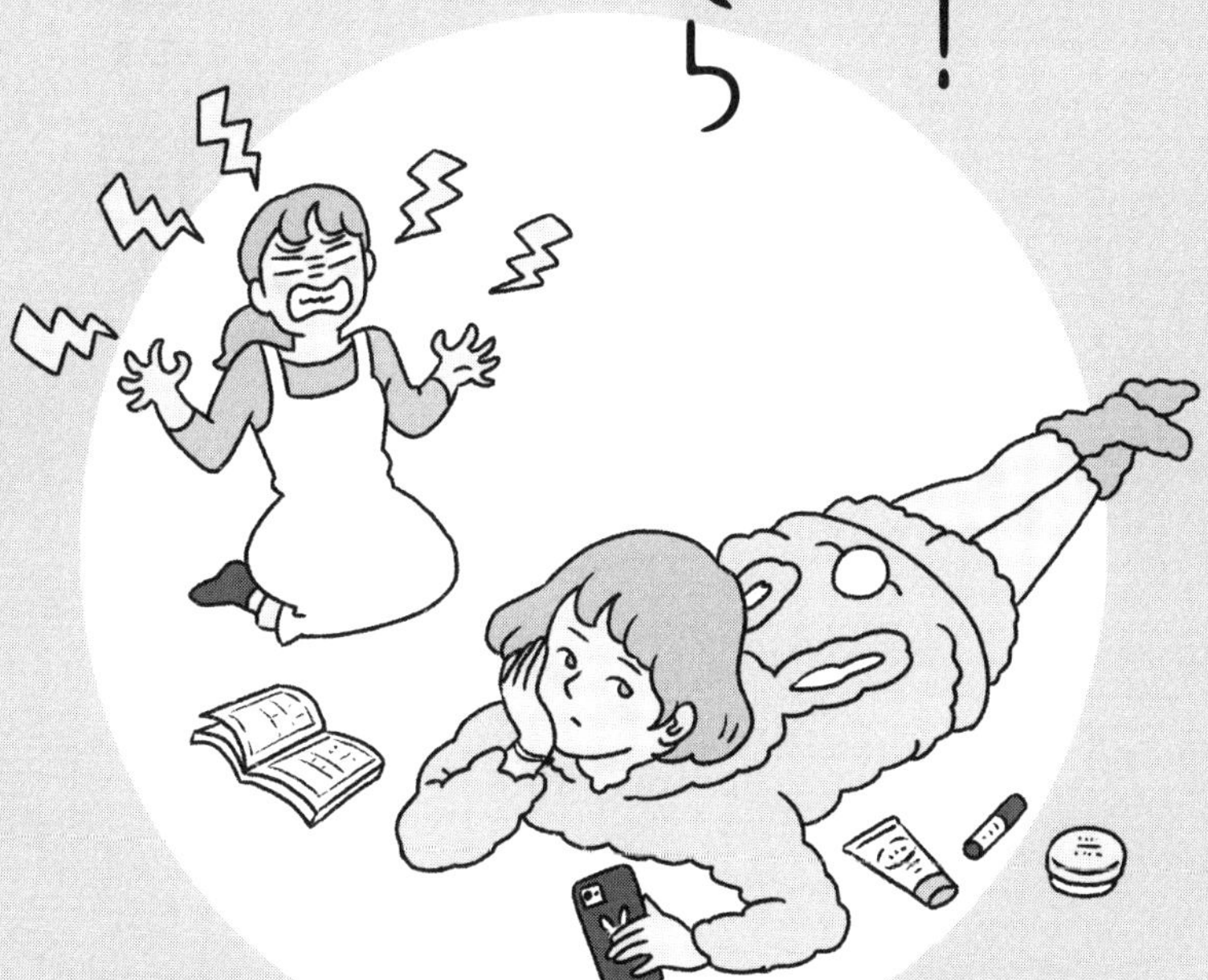

お悩み 1

気分のムラに振り回される

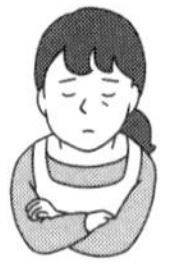

「やけにハイになったり、どよ～んと落ち込んだり、ケラケラ笑っていたかと思えば、急に怒り出したり。思春期の頭の中は一体どうなってるの!?」

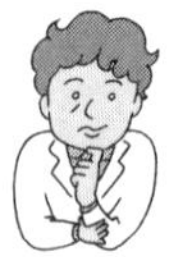

「体は大きくなっても脳は〝コドモ〟。思春期脳は未成熟で不安定と心得て」

10代の脳は発展途上の「コドモ脳」

脳科学者の間では、つい最近まで、脳の成長は幼稚園に入る頃にはほぼ完了し、10代では大人の脳とほとんど同じになると考えられていました。ところが、それは大間違いでした。

ここ10年で10代の脳についての研究が急速に進み、**10代の脳は容積が大人と同じでもまだまだ未成熟であり、不安定な状態である**ことがわかってきたんですよ。

思春期は体が急激に変化する時期ですが、脳も大きく変化します。10代になると、頭頂《とうちょう》葉《よう》と側頭葉《そくとうよう》が成熟して、身体能力や学習能力が飛躍的に伸びます。ところが、脳は一気に成熟するわけではありません。この、**脳がどのような順番で成熟していくかが、思春期の情緒不安定の一因**となるんですね。

脳の8割を占める大脳には、人類の進化の過程で発達してきた新皮質とそれ以前からある古皮質があります。古皮質は「爬虫類脳」「旧哺乳類脳」とも呼ばれるように、進化の過程でいち早く現われた古い脳です。食欲や性欲などの生存本能や、好き、嫌い、怒り、恐怖などの本能的な情動を担《にな》っています。

この古い脳に覆《おお》いかぶさるようにして発達した新しい脳が新皮質です。ヒトやサルなど霊長類で特に発達していることから「新哺乳類脳」とも呼ばれ、論理的な思考や高度な精神活動を行います。このような生物の脳の進化の過程を追うように、人間の脳は古皮質→新皮質の順に発達していきます。

では成長途中の思春期の脳はどうなっているかというと――、**本能をつかさどる古い脳の成長に、理性をつかさどる新しい脳の成長が追いついていない状態**なんですね。

感情をコントロールできるのはまだまだ先

また、大脳は後ろから前へと成熟していくのですが、情動をコントロールしている前頭前野《ぜんとうぜんや》は、その名の通り前頭葉《ぜんとうよう》の最前列にあるため10代ではまだまだ未発達です。気分の浮き沈みが激しく、**そのつど感情が丸出しになってしまうのは、感情にブレーキをかける前頭葉が発達途上だから**だとご理解ください。

中学生ともなれば体は親と同じようなサイズになるため、一人前の大人として扱うことも多いでしょう。当人もいっぱしの〝オトナ〟になったつもりでいるので、子ども扱いされるのを嫌います。ですが、ティーンの脳は発達途上でまだまだ〝コドモ〟。このことを肝《きも》に銘じて、干渉ではなく見守る姿勢でいることが、思春期の子と向き合ううえで最も大切です。

お悩み

2 すぐキレる

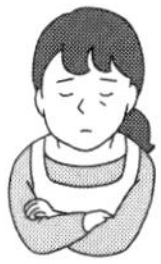

「怒りの沸点《ふってん》が低くてすぐキレる。意見すると屁理屈《へりくつ》で倍返し。口が達者なぶん、お兄ちゃんの反抗期のときより頭にきます！」

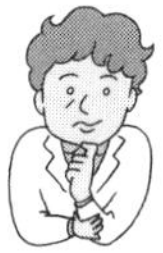

「恐れや怒りをつかさどる『扁桃体《へんとうたい》』が過剰反応する思春期脳。男子は行動、女子は言葉に攻撃性が現れます」

思春期脳は興奮しやすいようにできている

思春期には性ホルモンの血中濃度が急激に高まり、体の変化を引き起こすことはよく知られていますが（お悩み10参照）、脳にも影響するんですよ。

中でも恐れや怒りをつかさどる扁桃体に強く作用するんですね。扁桃体は、いわゆる〝古い脳〟にあり、すべての脊椎《せきつい》動物に備わっています。天敵に出会ったときに「闘うか、逃げるか（Fight or Flight）」という生存に関わる状況判断に関係する部位で、思春期にはこの**扁桃体が過剰なほど活性化し、性ホルモンやアドレナリンに敏感に反応**します。そのため、思春期の脳は常に興奮しやすい状態にあるわけです。

特に思春期を迎えた男子では、男性ホルモンのテストステロンがそれまでの**30倍**に跳ね上がるため、脳は常に臨戦《りんせん》態勢。「闘うか、逃げるか」といつも警戒していて、意に沿わない言葉が放たれると、反射的に食ってかかるか、逃げ出すかという行動をとりがちです。

一方、**思春期女子の攻撃性は行動よりも言葉に現れます**。これは脳のつながり方の違いが関係していて、左脳の前頭葉と側頭葉にまたがる言語中枢と意思決定に関わる前頭葉は、13歳時点では女子のほうが密接につながっているという研究もあるように、10代では一般に女子のほうが男子より言語能力が高く、口が立つのです。男子は言葉で表現するのが苦手なぶん行動に現れ、モノに当たりやすいですね。思春期男子の部屋の壁には、大抵2つや3つの穴があいてますよ。

　女子は男子より言語能力が高いとはいえ、しょせんは思春期の未熟な脳です。きちんと論理立てできず、往々にして、ただの屁理屈になってしまいがちです。ですから思春期の女子が生意気なクチをきいても、**〝ああ、今、このコの脳の中では、扁桃体が感じている不安をごまかすために、未熟な前頭葉に一生懸命もっともらしい理屈をこねさせているのだなあ〟**と理解していただきたいと思います。

　頭にきても、決して頭ごなしに「ノー」を突きつけたりしないでくださいね。思春期の過敏な扁桃体はすぐさま戦闘準備に入り、さらなるバトルを招くのは必至です。特に、母娘は口が立つ女性同士、火がつくと収拾がつかないところまで行きがちです。

　売り言葉を買ってしまいそうなときは、まずはひと呼吸置き、**〝見た目は大きくても中身はちっちゃいコドモ〟**と心の中でマントラのように唱えて。冷静に冷静に。

お悩み

3 話し合いにならない

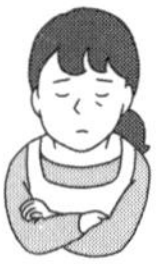

「ちょっと注意してもすぐ逆ギレ。親を『あんた』呼ばわりして、『ウザイ』『死ね』などと悪態をつくので、ついこちらもキレて戦闘開始。最後は『もういい！』と乱暴にドアを閉め、部屋に鍵をかけて引きこもるので、まるで話し合いになりません。

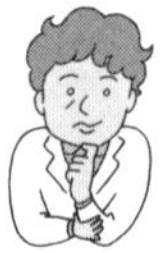

「キレた子どもにキレ返すのは逆効果。穏やかに言って聞かせる戦略に切り替えて。攻撃されていないとわかれば、拍子抜けするほど素直になるのも思春期アルアルです」

反抗期は脳の正常な防御反応

人間とほかの動物との大きな違いは、「自我」があるところです。自我は前頭葉を中心に、脳のさまざまな部分が連携してできるものと考えられます。自我が芽生え、葛藤を抱えるこの時期、反抗期は精神のバランスを保とうとしている脳の正常な防御反応といえます。

人は10歳頃から自分と他人の違いに気づき始め、思春期になると、「アイデンティティー(自己同一性)」を確立していくために、常に自分と他人を比較するようになります。そこで自我の肥大が起き、自分がいちばん優れていると思って天狗になったかと思えば、最低だと思い込んで自暴自棄になったりと、さまざまな葛藤に向き合うようになるんですね。

しかし、そんな葛藤をスムーズに解決できるほど、思春期の前頭葉は発達していません。情動の中枢である扁桃体を制御する**前頭葉が未発達であるため、振れ幅の大きい自分の感情をコントロールできずに、いちばん当たりやすい親にぶつける**わけです。

思春期の子を持つ親は〝子から八つ当たりされ、さんざんな目に遭うのも、この時期の親の仕事〟と割り切ったほうがいいですね。反抗期がない子もいますが、自己発達力、自己治癒力に問題が出てくる可能性もあります(お悩み20参照)。

戦闘体制に突入したら、即距離をとる

キレた子どもにキレ返して張り合うのは無意味です。その場で打ち負かしたとしても、本当に伝えたい大切な話は伝わりません。自分の気持ちがおさまらないときは、いったん**それぞれの部屋に引き上げて、クールダウンしてから再度話し合い**ましょう。

しつこいようですが、思春期の頭の中はまだ子どもです。前頭葉が十分に育っておらず、ときに本能や情動が勝ってしまう。でも本人も〝成長したい、よくなりたい〟という気持ちはあるんですよ。そこを理解してあげて、子どもの視点で考えてみてください。

そして注意したいことがあれば、なぜそんな言動をしてしまったのか、そのときの状況や気持ちを聞き、受容し、そのあとで社会のルールなどを教えます。怒ったり、叱ったりではなく、**表情も口調も穏やかに、優しく教えるつもりで話す**のです。しょっちゅうキレていると、脳の回路がキレやすいほうにつながってしまうので、ここはがまんのしどころです。

自分が攻撃されているのではないとわかったら、次第に落ちつきを取り戻し、意外なほど素直になったりするものです。まあ、また同じことをくり返しますけどね（笑）。なんせ相手は思春期ですから。

お悩み

4 一方的にしゃべり、話を聞いてない

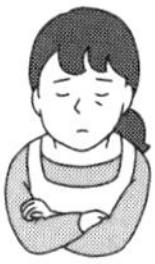

「自分が好きなアイドルやアニメのこととなると
一方的にしゃべりまくるくせに、
人の話は聞いているようで聞いていない。
頼みごとをしても必ず何か抜け落ちます」

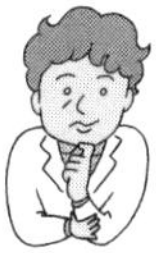

「思春期の脳を発達させるのは〝興奮〟。
興奮しやすくハマりやすいのは成長している証です。
すべての若者はそのような
アンバランスを持っているので、
温かく見守って」

〃興奮〃が思春期の自己発達力を伸ばす

思春期脳は興奮しやすくハマりやすい特徴があり、〃興奮〃こそが脳の発達を促します。興奮すると、そのシグナルが脳の回路をつなぎ、脳を成長させていく。だからこそ、脳が興奮しやすい思春期には、たくさんのことを学習し、記憶していくことができるのです。**何かにハマっているときは脳が成長しているとき**ですから、温かく見守ってあげてください。ただし、ハマりやすい思春期脳の特性にはリスクもあります（お悩み8参照）。

相手が関心を持っていないのに一方的に自分の言いたいことを話し続けるのも、思春期脳の特徴のひとつです。相手の気持ちを理解しようとするのは高度な精神活動で、前頭葉の領域ですが、思春期ではまだ十分に発達していませんから、往々にして独りよがりな言動をとってしまうのです。

また、これからすべき行動を覚えておく能力を「展望的記憶」といいますが、これも前頭葉がつかさどっています。展望的記憶は6～9歳にかけて向上しますが、10～14歳まではほとんど進歩が見られません。前頭葉の発達に伴い20代で再び向上しますが、それまでは、**大切なことは手帳やカレンダーなどにメモさせる、何度もくり返し言って聞かせる**といった工夫が必要です。

〝一方的にしゃべる〟〝人の話を聞かない〟といった傾向は、発達障害のＡＤ／ＨＤ（注意欠如・多動症）の特性でも挙げられます。男子のＡＤ／ＨＤによく見られる〝授業中に席を立つ〟〝ほかの子の邪魔をする〟といった「多動性」「衝動性」は、女子の場合には〝おしゃべりが止まらない〟〝移り気〟といった形で現れることが多いようです。

すべての若者は、発達障害でなくてもこのような発達のアンバランスを持っているものです。ただ、友達関係が複雑になってくる思春期には、こういった言動が自己中心的だと思われて、周りから敬遠されたり、いじめの対象にされることもあるので、学校での様子を担任や同級生に聞くなどして、子どもがどんな学校生活を送っているのか、ある程度把握しておくといいですね。

お悩み

5 すぐパニくる！

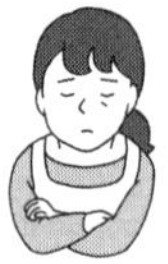

「ゲームに遊びふけっていて、宿題ができてないのは当然。
なぜ夜中になって、パニックを起こして泣きわめくのでしょう？
またかと呆れているとヒートアップするし、一体どうすれば……」

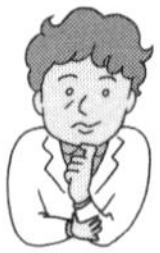

「脳のつながりにムダが多い思春期脳は
計画を立てるのが苦手。
脳の交通整理をするつもりで、
やることを一緒に整理してあげましょう」

思春期は脳神経の不用な回路を刈り込む時期

時間の読みが甘く、予定を立てて行動するのが苦手なのは、発達障害のAD／HD（注意欠如・多動症）の特性としてよく指摘されますが、そもそも**思春期の脳はネットワークが整理されておらず、混線しやすい**傾向にあるんです。

人には約37兆個もの細胞があるといわれますが、そのうち千数百億個は脳にある「ニューロン」と呼ばれる神経細胞です。ニューロンは「シナプス」という回路を通じ、ほかのニューロンと結びついて神経回路の一大ネットワークを構築。そこで行われる膨大な情報のやりとりによって、気分や感情、思考などの高度な脳機能が生まれてくるわけです。

ニューロンの数は胎児のときにピークを迎え、そのあとは徐々に減っていきます。ニューロン同士をつなぐ回路「シナプス」も、新生児から3歳頃までに急増したあとには、少しずつ数が減っていきます。これは、過剰に神経細胞がつながっていると、情報が多すぎて脳が混乱してしまうためで、不要な回路を刈り込んで、正しいシグナルを選べるように交通整理をしているんです。**いわば盆栽の剪定《せんてい》のようなもの**ですね。

思春期の脳では、この〝刈り込み〟が盛んに行われています。しかしながら、優先されるのは感情に関わる扁桃体などがある古い脳の発達なんですね。計画・決定・判断をつかさどり、衝動性をコントロールする前頭葉の再編成には時間がかかり、思春期では完成に至りません。ですから思春期の子は計画を立てることが苦手で、判断力に欠けるのです。

大人からしたら信じられないほど浅はかでおバカな行動をとった挙げ句、自ら危機的状況を招くこともしばしばですが、窮地《きゅうち》に陥っても、脳のネットワークが整っていない思春期脳では、扁桃体が出した不安や恐怖のシグナルが、冷静な判断をつかさどる前頭葉まですんなりとは行きつけません。結果、何をどうすればよいかわからなくなって、パニックに陥るわけです。

思春期は、体は大きくなっていても、頭の中身は駄々をこねる子どもと変わりません。小さなときを思い出してください。駄々をこねて泣きわめいても、「大丈夫よ」とやさしく受けとめていたはずです。幼い頃に**「ヨシヨシ」してやったように、不安な気持ちを理解し、受容してやりながら、冷静になるのを待ちましょう**。そして、子どもが聞ける態勢になってから、宿題の内容を聞いてあげたり、早起きしてやることを提案したり、スケジュール管理のやり方を一緒に考えたりなど、本人が納得できるように順を追って具体的な提案をしてあげる。親が落ちついていれば、子どもも自然に落ちつきを取り戻します。

お悩み
6 忘れっぽく、片づけられない

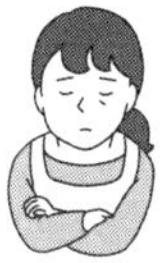

「忘れ物がひどく、すぐにモノをなくします。
整理整頓が苦手で部屋はカオス。
あんな〝汚部屋〟でなぜ平気でいられる？
使用済みナプキンを放置する神経がわかりません」

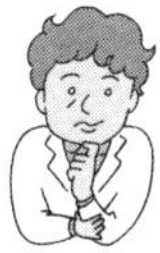

「あとで捨てよう、と思ったことも忘れるほど
注意力散漫なのが思春期脳。
指示や注意は一度にひとつ、
根気よく丁寧に言って聞かせて」

思春期脳はマルチタスクが苦手

一人前のクチをきくくせに、基本的なことができなかったりする、それが思春期です。なぜなら、**脳のつながりが完成していない思春期脳は、一度に複数のことをするのが苦手**。著《いちじる》しく注意力散漫で、周りで起きていることにきちんと注意を払うことができないんです。

うちにも娘が2人いるんですけど、昔から本当にモノをよくなくす子たちで、鍵なんか数えきれないくらいなくしてます。歩いているうちにね、いつの間にか手からなくなっているみたいなんですよ。定期券はなくす、財布はなくす、スマホの置き忘れもしょっちゅうで、「iPhoneを探す」（登録したiPhoneの位置を示したり音を鳴らしたりできるアプリ）に何度助けられたことか。ぼーっとして転んでケガしたり、しょっちゅうモノを壊したりするもんで、小さい頃から子ども賠償保険を1億円かけてきました。

娘の部屋はごみの山です。業《ごう》を煮やして部屋を掃除したら、飲みかけのペットボトルが10本ほど転がっていたと母親は怒り心頭ですが、娘は勝手に片づけられたことを嫌がるふうもなく、むしろ〝ラッキー！〟とばかりに喜んでる。私は妻をなだめるのにいつも苦労しています。

ナプキン問題もよくありますよ。あるお父さんはお風呂に入ろうとして、ふと脱衣所の鏡を見たら、使用済みのナプキンがぺたっと貼ってあったって（笑）。お悩み４でも述べたように、これからやるべきことを覚えておく「展望的記憶」は思春期になっても小学生レベルで止まっていますから、「あとで捨てよう」と思ったことも忘れているんでしょう。まあ、よそでやったら問題だけど、家の中でのことなら大目に見てあげてもいいんじゃないかなと私は思いますけどね。

こういった「不注意」は、発達障害のＡＤ／ＨＤ（注意欠如・多動症）とみなされることも多いです。でも、**「不注意」は、思春期女子によく見られる傾向**で、お母さんたちも自分の子どもの頃を振り返ってみると、思い当たるところがあるのではないでしょうか。

不注意が目立つ子には、やるべきことの優先順位を決めて、根気よく丁寧に説明しましょう。指示するときは一度に１つか２つに絞るのがコツです。そうやって、段取りを組ませる訓練をしていくことで、少しずつ脳が鍛えられます。

お悩み

7 スローすぎる

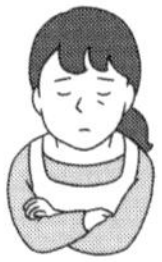

「何をするにもスローでマイペースすぎて心配です。
勉強も運動も同級生に遅れをとり、本人も劣等感を抱いているよう。
どうしてほかの子ができることが、うちの子はできないのでしょう。
もしかして発達障害ではないでしょうか？」

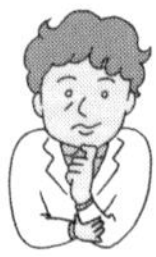

「発達に偏りやデコボコがあるのは当たり前。
それは個性です。
できないことばかり見ないで、
できたことを認め、たくさんほめて育てましょう」

偏りを矯正《きょうせい》するのではなく成長の見守りを

多くの親は、ほかの子ができることができないと、我が子が劣っているように感じて、不安になってしまうんですよね。「もっとがんばれ！」と叱咤《しった》激励《げきれい》したり、「なんでできないの！」と責めたりしがちです。それは、オタマジャクシの前足がまだ生え揃《そろ》っていないのに、「どうして前足で水をかけないの！」と怒っているようなものです。

「発達障害」という言葉ばかりが一人歩きしていますが、成長する力は個々に違いがあります。発達する方向や強さ、スピード、ストレス耐性など、もともとの遺伝要因も含め、生物学的な個性は、成長の段階によっても変わってきます。**発達障害と診断された子どもたちだって発達するし、成長するに伴って偏りが目立たなくなっていく子もいっぱいいます。**

偏りが強いほど育てにくいということはありますよ。だからこそ、ほかの子と比べていては親も子もつらくなります。できないことばかり見るのでなく、できたことを認めて、たくさんほめて育てましょう。

親がほかの子と自分を比較しているとき、子どもは敏感に察知します。そんな親の思いが、子どもの自尊感情（自分を価値ある存在と感じられる心）を傷つけ、孤立感を深めてしまうケースもよくあります。親が子の成長を阻《はば》むことになっては本末転倒ですね。

子どもは親から、**自分ががんばっているということを、失敗も含めて丸ごと受けとめて愛してもらえているという安心感を得て、その子らしくのびのびと成長する**ものです。

しびれを切らして肩代わりする親もいますが、その子の主体性を損なうことになります。我が子の偏りをみんなと同じように矯正しようとするのではなく、その子なりの発達のペースを見守ってほしいと思います。

ただ、それまで気にするほどではなかった発達障害的傾向が、思春期に入って顕在化してくるケースは男子より女子に目立ちます。**できない理由の背景にはよく気を配ってあげてく**ださい。知的発達に遅れはないものの、読み書き、計算などの基本的学習能力のうち、いずれかの習得に困難がある「ＬＤ（学習障害）」や、聴覚、視覚、味覚、嗅覚、皮膚感覚が敏感すぎる「感覚過敏」など、できないことの裏に特別な理由が隠れていることもあります。

心配なら早めに専門家に相談されるのがよいのですが、助けを必要とする子どもや家族が、必要なサポートにつながるまでには時間がかかることも少なくありません。小児科医だけでなく、児童精神科医や心理士など、発達の視点で継続的に関わってくれる信頼できる複数の専門家に意見を聞くことをおすすめします。

お悩み

8

喫煙&飲酒

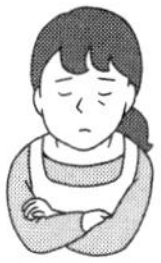

「タバコと飲酒で補導され自宅謹慎に。
一応、反省していたものの、
洗濯機に放り込んでいた服のポケットにタバコが……。
友達のだと見えすいたウソで
言い逃れようとする浅はかさも頭にきます」

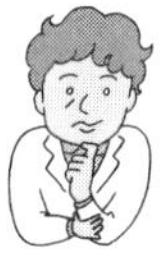

「がまんが苦手でハマりやすい思春期脳は
簡単に依存症になります。
大人が手本となり、本気で断つべし」

好奇心からあっという間に依存症へ……

未成年が喫煙や飲酒に手を出すきっかけは、家族や先輩、友達など周りの人の影響が大きいです。身近な人がタバコを吸ったり、お酒を飲んだりしているのを見ると、そりゃあ子どもたちの好奇心はかき立てられますよ。覚醒剤や危険ドラッグなどとは違って、20歳になれば合法的に使用できるタバコやお酒は抵抗感が少なく、ちょっとワルぶってみるにはちょうどよいアイテムなんでしょう。

しかし、思春期の脳は脆弱《ぜいじゃく》で大人よりも依存症に陥りやすい。軽いノリで手を出したタバコやお酒にあっという間にハマってしまい、やめられなくなるリスクは非常に高いです。ニコチンの依存性は強く、成人なら初回喫煙から常習喫煙になるのに2～10年かかるのに対し、**未成年は2週間～2カ月ときわめて短期間で陥ってしまう**ことがわかっています。

お酒についても同様で、飲酒開始年齢が若いほど依存症に陥りやすく、**20代でアルコール依存症になった人のほとんどが、10代で習慣的な飲酒を始めていた**という調査もあります。

そもそも、思春期の脳はがまんが苦手なんですよ。「がまんしなさい」という指令を出すのは、脳の前頭葉にある「46野《や》」という部位ですが、思春期はここが未熟。だから、悪いとわかっていても、ついついやっちゃうんですね。

なおかつ、思春期はハマりやすい脳をしています。というのも、脳は生涯にわたり変化する「可塑性《かそせい》」を持っているのですが、特に10代の脳は可塑性に富んでいて変化しやすい時期であるがゆえに、刺激を絶えず求める「嗜癖《しへき》（アディクション）」に陥りやすいのです。

一方、この可塑性を学習に向けることで、脳の中に正しい知識のネットワークを作ることももちろん可能なわけで、喫煙や飲酒のリスクを子どもたちにきちんと語り聞かせていくことは、大人の責任です。

1本のタバコには４０００種を超える化学物質が含まれ、その多くは有毒であり、せきやたんが出たり、息がくさくなったり、歯や指が黄色くなったり、持久力が低下したりします。長期的に吸い続けると、肺がんをはじめ、さまざまながんにかかりやすくなります。

また、アルコールは記憶や学習機能をつかさどる海馬《かいば》の脳神経細胞を殺し、新しい脳神経細胞を作る能力を損なうこともわかっており、**アルコールによる記憶障害は大人より10代で起こりやすい**ことが明らかになっています。さらに女性の場合は、将来妊娠したときの胎児への悪影響や、女性特有の病気のリスクが上がることも指摘されています。

こういった助言も、親が自ら手本とならなければ、なんの説得力もありません。受動喫煙の問題もありますから、家族のためにもぜひ禁煙してください。

「お酒は百薬の長」ともいわれますが、２０１７年に英国のオックスフォード大学とロンドン大学の研究チームが発表した論文では、アルコール摂取量が適量とされている範囲（週に350mlの缶ビール8〜12本相当）でも、**「海馬」の萎縮が3〜4倍高まる**と報告されています。私もお酒は大好きですが、脳のためにはかなり控えめにしたほうがよさそうです。

受験勉強や部活に励む子にエナジードリンクを差し入れる親もいますが、カフェインも依存性が高く、とり過ぎるとひどい虚脱感や頭痛、不眠を招きます。覚醒効果はすぐに薄れるため、より多くの量を求めるようになり、市販のカフェイン錠剤に手を出す子もいます。

実は、依存の背景には不安や自尊感情の低下が隠れていることも少なくありません。**叱られることさえ、自分への注目と受けとり、悪いことをくり返してしまう**ことがあるのです。その子がもう一度自信を取り戻せるように、大人や社会がきちんと向き合っていかないと、依存からはなかなか抜け出せません。背景にある問題にも目を向ける必要があります。

お悩み 9

ゲーム感覚で万引き

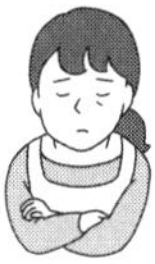

「友達とグループで万引きをしていたことが発覚。
おもしろ半分でやっただけと、悪びれもせず、
特に反省もしていない様子。
将来、犯罪者になってしまうのでは!?」

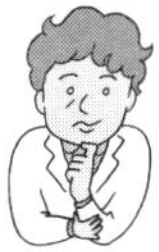

「わかっちゃいるけどやめられないのが
思春期の未成熟な『前頭葉』。
穏やかな言葉がけで、理性を引き出す『脳育』を。
更生の鍵は〝愛されている〟という安心感です」

万引きのスリルは麻薬と同じ快感

思春期にもなると、万引きは犯罪だということぐらいわかっています。それでもやってしまうのは、おもしろ半分、ゲーム感覚、要するに〝捕まるかもしれない〟というスリルがあるからなんですよ。

スリルは快感です。悪いことをしているときには、脳の神経伝達物質「ドーパミン」が放出され、原始的感情に関わる大脳辺縁系の「側坐核《そくざかく》」が反応して、快感を感じるものに近づきたくなります（お悩み12参照）。

側坐核は報酬系で「やる気スイッチ」ともいわれていますが、薬物依存などの依存形成にも密接に関係する脳の部位で、**悪いと知りながらやってしまうのは依存症の心理**と同じです。

よく誤解されるのですが、依存症は気持ちいいからくり返すわけではありません。初めは快感だったものでも、回数を重ねるうちに快感は薄れていきます。それで終わればよいのですが、快感が薄れるにつれてその刺激がなくなると不安な感情が出てくるようになり、その結果、もはや快感はないのに不安な感情を抑えるためにやり続ける、これが依存症なのです。

そのベースには、快楽に負けてしまう思春期脳の脆弱性があります。理性的な大人の脳ならば、リスクとベネフィットを秤《はかり》にかけて、前頭葉が〝これは損だからやめておこう〟と判断し、行動にストップをかけるわけですが、何度も言っているように、思春期の前頭葉は機能がまだ十分には完成していません。そのため、捕まったら警察に突き出されて窃盗罪で逮捕され、退学になるかもしれないとわかっていても、行動を抑制できないのです。

　さらに、**グループ行動のときは独りのときより抑止力となる前頭葉が働きにくく、エスカレートしてしまいがち。**実際に、グループでふざけているうちに歯止めがきかなくなり、殺人にまで発展してしまった悲惨な事件も起きています。

「万引は犯罪だ」という知識はあるのに衝動を抑えきれなかった思春期の前頭葉が次に行うのは、**自分の行動を正当化する理屈を作る**ことです。「うっかりしてお金を払い忘れた」「あとで払うつもりだった」などちょっとした手違いだったと言い訳したり、「親がゲームを買ってくれなかったから」「盗《と》られるようなスキのある店が悪い」などと他者に責任転《てん》嫁《か》したり、「人を傷つけたわけじゃない」と罪の軽さを主張したり、「警察だって刑務所から犯人を逃がして問題になってるじゃないか」と叱る側の問題をあげつらい責めに回るなど、未熟な前頭葉をフルに働かせ自己弁護に努めるわけです。はてさて、親としてはどうすればよいのでしょう。

　冒頭でも述べましたが、思春期の子どもは万引きが犯罪であることはわかっていて、表情には出さなくても〝まずいことをしてしまった〟という罪悪感も持っています。親ができることは、その理性的な部分を引き出し、発達させることです。思春期脳は理性をつかさどる前頭葉がまだまだ発達途上ですから、根気よく自己発達力を育てていかなければなりません。

穏やかに伝えれば未熟な前頭葉にも届きます

そのためには、まず子どもの前頭葉に言葉が届くような話し方を覚えてください。万引きしたことを叱らなくてはなりませんが、親があたふたしたり、感情むき出しで怒ってはダメ。思春期脳は恐怖に支配され、つたない前頭葉は防御のための屁理屈を考えることに終始し、親の言葉をしっかり聞いて理解し、反省する余裕はありません。

まずは親が落ちついて、子どもが万引きという犯罪を犯してしまったことを事実として受けとめます。そして叱るときは、あくまで子どもに反省を促し、成長してもらうためであると心得てください。**親の不安や怒りを解消するためではありません**。子どもの前頭葉が正しく働けるように、穏やかに語りかけるのがポイントです。

伝える内容は、「万引きは犯罪であることはわかっているはず。人間には、やってはいけないとわかっていてもやってしまう弱い部分が誰にでもある。今回、その欲望に負けてしまったけれど、本来そんなことをする子でないこともわかっている。私はどんなことがあってもあなたのことは愛しているし、信頼している。これからどうやってその欲望に負けないようにするか一緒に考えていこうね」。このようなことを、自分の言葉で伝えてください。

万引きした理由を吐露したら、その言葉の裏に隠れている感情を汲《く》みとり、寄り添い、共感したうえで、一緒に欲望に負けない方法を考えていきます。

決して、親の立場からの評価をしてはいけませんよ。「警察に呼ばれて恥ずかしかった」「親に恥をかかせて」「世間に顔向けできない」など、つい言ってしまいがちですが、子どもが立ち直ってくれるなら、親が世間からどう見られようといいじゃないですか。「こんなことをしていると犯罪者になる」「進学できなくなる」というネガティブな言い方もやめましょう。子どもの自尊感情を低下させるだけです。

子どもが親の言葉を信頼して聞くようになるために、最も重要なことは、普段から親子の会話があり、子どもが親から愛されていると感じていること。**何が起こっても親は常に自分のことを信じて、味方でいてくれるという安心感**が子どもにあれば、つまずいたり、失敗したり、一時的な過ちを起こしたりしても、必ず立ち直ってくれることでしょう。

COLUMN 1

思春期脳にガマンを覚えさせるカギは運動習慣

週1回1時間の運動プログラムで自己抑制能力が高まった！

わかっていてもガマンできないのが思春期の脳ですが、コントロールの鍵は「運動」にあることが、最近の研究で明らかになってきました。

自己抑制能力を調べる「GO／NO-GO課題」という有名なテストがあります。赤いライトがついたらボタンを押し、黄色いライトがついたらボタンを押さないといったテストを次々に行い、「状況に応じて適切に行動する（GO）」と「適切に自制する（NO-GO）」の能力を判断します。

海外でのいくつかの研究では、8～20歳の結果を比べてみると、回答の正確さにはそれほど差がなかったものの、反応を抑制するスピードは8歳の子どもより、思春期の若者のほうが大幅に遅れました。つまり、**思春期は何かをしないと判断するのにめっぽう時間がかかる**のです。

「GO／NO-GO課題」を使った信州大学、松本短期大学、諏訪東京理科大学の長年にわたる共同研究では、子どもたちの自己抑制能力が確実に低下してきていることが報告されています。そこで同研究では、毎日20分間本を読み聞かせる子どもたちと、週1回1時間の運動プログラムを行う子どもたちに分け、10カ月継続したあとにテストをしたところ、**運動をしたグループのほうは誤反応が著しく減った**そうです。

同じプログラムを不注意、多動、衝動性が特徴である発達障害のAD／HDの子どもたちにも行っているのですが、**注意力や衝動を抑える力が伸びた**という結果が報告されています。

AD／HDの子どもは、ゲーム、スマホ、買いもの、エナジードリンク、さらにいうと、喫煙、飲酒、ギャンブル、ドラッグなど、続けるうちにいつしかそれにどっぷり依存してしまう傾向が強いのですが、運動を習慣にすることで、依存症の予防につながることも期待されています。

コロナ禍で外出自粛《じしゅく》が奨励され、多くの人が慢性的な運動不足に陥りましたが、そのことが想像以上に心と体に深刻な悪影響を及ぼしていると考えられます。お休みの日には、お子さんと一緒に緑の中を散歩したり、軽く走ったり、気持ちよく体を動かすことを習慣にしてください。

ケース
1

何を聞いても「別に」で返す体調不良のＡ子さん

中2病という言葉がありますが、Ａ子さんの反抗期も14歳から始まりました。部活での先輩とのトラブルをきっかけに学校を時々休むようになり、母親が何を聞いても「別に」とふてくされたような態度でスマホをいじってばかり。もっとも同級生もみんな似たり寄ったりだったので、どこの子も「別に星人」なんだからまあいいかなと、お母さんは一定の距離を保ちながら娘を見守っていました。

中3になっても相変わらず「別に星人」のＡ子さんでしたが、夏頃から頻繁に大きなゲップやオエッとえずきをくり返すようになり、近所の消化器内科へ。吐き気止めを2週間服用するも改善せず、メンタルな問題かもということで、私のクリニックを受診されました。

ストレスを自覚できない発達障害的傾向

A子さんは自分の気持ちを伝えることが不得意です。「疲れることがあるの？」「いやゲップが出るだけ」「学校どう？」「あんまり楽しくない」といった感じで、質問を重ねても答えが深まりません。思春期の内省のようにも見えますが、訴えに憂鬱さはあまりなくて、悩みが表面的で浅い感じがします。

これは発達障害の「ＡＳＤ（自閉スペクトラム症）」によく見られる悩み方の傾向です。知的な遅れはなく、むしろ学力は高いのですが想像力に乏しく、**今の困り事が過去の出来事へのとらわれや将来への不安と結びつかない**んですね。けれども、体にはストレスの影響が現れていて、吐き気や頭痛、腹痛といった身体症状が出るんです。

A子さんも困り事を聞いても「別に」と言うだけで、「胃の調子が悪いのだけが嫌だ」と訴えるので、とりあえず漢方薬の半夏厚朴湯《はんげこうぼくとう》で経過観察をすることに。けれども面接を重ねるうちに、試験の返却時に体調が悪くなることがわかりました。勉強がよくできて学校でも塾でもトップクラスのA子さんでしたが、テストで1番をとっても自信が持てず、〝次は成績が落ちるかも〟という不安に苛《さいな》まれていたのです。

そこで私は不安を減らすＳＳＲＩ（選択的セロトニン再取り込み阻害薬）のレクサプロを提

案しました。ＳＳＲＩはもともと抗うつ薬として開発された薬で、うつ病はセロトニンなどの脳内の神経伝達物質が減少した結果発症するという仮説のもと、開発された薬です。セロトニン濃度を高め、過敏になっている不安や恐怖を起こす神経にブレーキをかけます（お悩み11参照）。吐き気や眠気、稀に焦燥感が出現することもあるので、本人と相談して様子を見ながら少量から服用したところ、緊張がとれたようで体の症状も現れなくなり、希望の高校にも入学しました。

症状がおさまると、A子さんは何ごともなかったかのようにケロッとして「もう治った」と来なくなりましたが、教育関係の仕事をしていたお母さんは、幼い頃から娘に発達障害の傾向があったことをよく認識していて、娘のケアについて毎月相談に来るようになりました。

学校では思ったことをそのまま口にして反感を買ったり、グループ行動がとれなくて孤立することもあったA子さんですが、友達とうまくいっていないという自覚はあまりなかったと思います。人の気持ちを汲みとったり、自分の感情を伝えるのが難しいのはＡＳＤの特徴ですが、これはちょっとアドバイスしたくらいで解決するようなことではないんですね。

そのためにうまくいかないこともいっぱい起きるけれど、経験を重ねながら学んでいくほかない。周りの大人たちは**矯正しようとするのでなく、個性として受け容れながら、その子が生きやすいように手伝えることは手伝って**いくというスタンスでいてほしいと思います。

実はA子さんの父親もＡＳＤの傾向があり、人との関わりが苦手だったらしく、娘の生きづらさに感じるところがあったのでしょう。今までほとんど子育てに関わらなかった人が、一緒に映画館に行ったり、公園でバドミントンをしたりするようになったそうです。

ちょっと変わったところがおもしろい

A子さんの母親は、「学校の中では浮いてしまうから、〝普通のレール〟に乗ってほしいという思いはある」とポロリと本音を漏《も》らしながらも、それでも娘の〝ちょっと変わったところ〟をおもしろがっていました。そして、学校の役員をしたり、同級生のママたちや地域の人たちとも積極的に交流して、A子さんの性質を理解してもらえるように周囲に働きかけたのです。そのおかげもあって、「A子ちゃんはこういう子だから」と徐々に認知され、「高校は楽しい」とA子さんが笑って言えるまでになりました。

高校生活に馴染んできたA子さんですが、時折、突発的に過呼吸やアレルギーが出て受診することがありました。本人の自覚はありませんが、心の奥では進路についての不安があったのでしょう。「アイドルになりたい」「弁護士を目指す」「農業をやりたい」など、脈絡なく思いつきで夢を語っているようにも思えますが、A子さんはいたって真剣です。両親は内心戸惑いながらも、彼女の意思を尊重し、そのための塾や教室に通わせました。

受験が近づくと緊張が強くなり、本人の希望で再度レクサプロを服用しました。しかし、**授業中に注意が途切れて寝てばかりいるといったＡＤ／ＨＤ（注意欠如・多動症）の特徴**も見られたので、ドーパミンとノルアドレナリンを増やして集中力を高めるコンサータ（ＡＤ／ＨＤ治療薬・ケース5参照）を少量処方しました。

そうしてなんとか入試を乗り切り、見事、大学に合格。高校卒業を機にいったん治療を終了しました。お母さんは「娘の体験を生かしたい」と教育の現場に復職されました。

Ａ子さんのように思春期にしきりに体調不良を訴える場合、発達障害の傾向が強いことがあります。病院に行ったけれどそれと気づかれず、必要なサポートを受けられないでいると、学校や社会に適応できず、劣等感や疎外感が強まって、新たな問題を引き起こすことも少なくありません。内科的治療で改善しない場合や「なんか大変」が「とても困っている」に変わったら、児童の発達障害に詳しい信頼できる精神科医に相談してみるとよいでしょう。

発達障害の衝動性と強迫性は生存本能

周りの大人たちが発達障害の子を見るうえで困ることは大きく2つあると思います。ひとつは、後先考えず衝動的に行動する、かんしゃくやパニックを起こすといった「衝動性」。もうひとつは、こだわりが強くてやり始めたら止まらない、考えも柔軟性に欠けるといった「強迫性」です。けれども、**「衝動性」「強迫性」は決して障害ではありません。**すべての人に備わっている、生きていくために必要な正常な機能なのです。

赤ちゃんが生存のために必要な母乳を得ることができるのも、刺激に対して反射的に頭を向けて乳首を探す（探索《たんさく》反射）という衝動性と、口に触れたものを乳首と思い何でも吸い続ける（吸啜《きゅうてつ》反射）という強迫性が生まれながらに備わっているからです。衝動性と強迫性は生存するためのエネルギーですから、とても強いパワーを持っています。それを制御するのが前頭葉ですが、子どもの脳は前頭葉がまだ十分発達しておらず、発達障害の傾向が強い場合はなおさらなので、衝動行為や強迫行為が強く出てしまうんですね。

しかし、衝動性があったから人類は未知の領域にも無謀なチャレンジをし、そしてその中のいくつかが偶然にうまくいき、そのうまくいったことを強迫的に研究した結果、新しい技術が生み出されたわけです。衝動性と強迫性は、人類の進歩にとってもなくてはならないものなのです。発達障害の子が持っている衝動性と強迫性はなかなかやっかいですが、それをうまくコントロールして、よい方向に向けられればそれは素晴らしい才能になるでしょう。そう思うと育てがいがあるのではないでしょうか。

2章

思春期娘と更年期母は「ホルモン星人」バトルがあって当然です

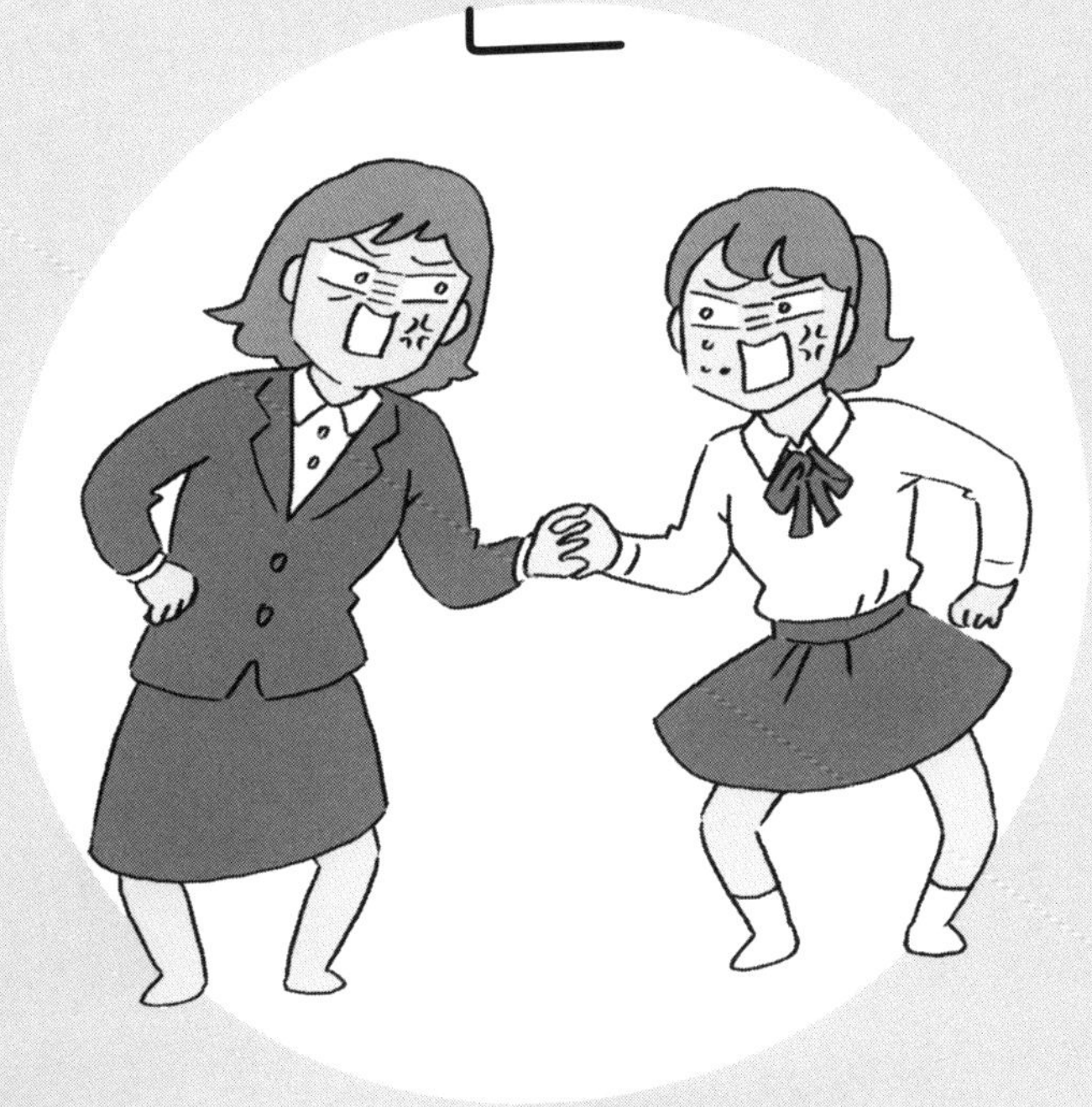

お悩み 10

娘も母も不調だらけ

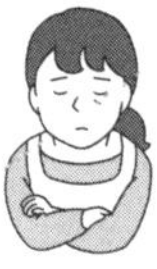

「だるい、疲れる、手足が冷える、おなかが痛い、肩がこる……。
中学生なのに更年期の私と同じく不定愁訴だらけ。
娘のグチを聞いていると、こちらまで具合が悪くなります。
〝腫れ物2匹〟に逃げ腰な夫や息子にもイラッとします」

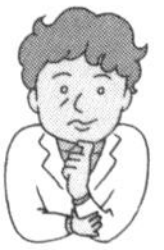

「思春期と更年期は〝ホルモン星人〟同士。
いたわり合いの心が肝要なり。
家族みんなで女性ホルモンのしくみを知って、
夫や息子にも協力要請を！」

心と体を揺るがすホルモンの乱気流

思春期の子を持つ母親の多くは更年期、プレ更年期世代ですが、**「思春期」と「更年期」といえば女性の体の2大ターニングポイント**です。

そもそも思春期とは、医学的には第二次性徴の始まりから終わりまでを指します。生まれてすぐにわかる男女の違い（生殖器のことですね）を第一次性徴と呼ぶのに対し、第二次性徴とは成長にともなって現れる体の変化のことです。性ホルモン濃度の急激な高まりとともに、女子は乳房がふくらんで丸みを帯びた女性的な体になり、初めての月経を迎えます。

一方、更年期は閉経前後の10年くらいの期間で、個人差もありますが45〜55歳くらいです。更年期には性ホルモンが急減し、月経と別れを告げる閉経を迎えます。

女性ホルモンの変動をフライトにたとえ、「思春期が離陸なら更年期は着陸、だから多少の揺れはやむを得ません」と表現した医師がいましたが、ホルモンの大きな変動は、心身のさまざまな不調をもたらします。これはいわば**自律神経失調症状**。ホルモン分泌の中枢である脳の視床下部は自律神経の司令塔でもあるので、ホルモンバランスが乱れると自律神経のバランスも乱されてしまうのです。結果、思春期も更年期も、だるさ、めまい、冷え、頭痛、肩こり、腹痛、便秘、イライラ、無気力など、似たような不定愁訴を抱えるわけです。

家族で知っておきたい生理のしくみ

そうでなくても母娘は互いに自己投影してライバル視するようなところがあり、いさかい出すと一歩も譲れなくなってしまいがち。けれども、思春期も更年期も同じ「ホルモン星人」ですよ。同士として互いにいたわり合いながら、体の節目であるこの時期を母娘でうまく乗り切ってほしいもの。そのためには、自分たちの体で起きているホルモンのしくみを理解することが大切になります。

月経前に心身に不調が出やすいのは、卵胞ホルモン（エストロゲン）と黄体ホルモン（プロゲステロン）が関係しています。月経周期の中でこの2つの女性ホルモンがどのように働くのかを知ることは、女性のストレスケアに大いに役立ちます（お悩み11参照）。

夫や息子とも共有できるといいですね。日本では月経や更年期のことを変に隠す悪しき慣習がありますが、自然なことですし、ごく気軽に話題にしてください。調子が悪いときにもいろいろな協力要請がしやすくなりますし、イライラして彼らに八つ当たりしても「彼女たちは今、ホルモンの星にいる……」と思ってもらえれば余計なバトルが減りますよ。かく言う私も、そのように言い聞かせて、毎月の娘と妻のいさかいを少し離れたところからそーっと見守っています。

思春期の終わり頃にはホルモンバランスが落ちつき、脳の成長発達もある程度まで進むと、不安や攻撃性なども軽減していきます。同様に、更年期の症状も、ホルモンの変化に体が馴染んできたら落ちついてきます。

気をつけたいのは、ほかの病気の可能性です。耳鳴りや貧血など、単なる不定愁訴と片づけてしまうのは危険な場合もあります。突発性難聴や、重度の貧血が症状として現れる別の病気が隠れている危険性もあるので、気になる症状があれば医師に相談してみてください。

お悩み 11

月経前のイライラ

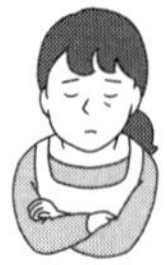

「生理前はニキビやむくみがひどくなり、
イライラMAXで当たり散らす娘。
具合が悪いと朝起きられず、学校も休みがち。
生理だから仕方ないけど、
毎月のことなので更年期の身にはキツイです」

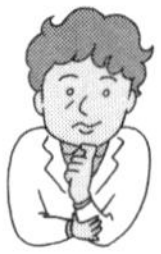

「月経前の心身の不調は
『月経前緊張症《PMS》』がほとんどですが、
心の不安定さが際立って強い場合は
『月経前不快気分障害《PMDD》』のレベルかもしれません」

ＰＭＳは別名「気づきの病」

月経の1～2週間ほど前から現れ、月経開始とともに消えるさまざまな心身の不快症状のことを「月経前緊張症（ＰＭＳ）」といいます。排卵後から月経前は、妊娠に備えて栄養や水分を蓄える黄体ホルモン（プロゲステロン）の急激な上昇によって、体がむくんだり、体重が増えたり、便秘になったり、脳の細胞がむくんで頭痛になったり。皮脂分泌も高まるのでニキビが出やすく、体調も見た目もトラブルが起きやすくなるんですよね。

一方、卵胞ホルモン（エストロゲン）は急激に低下し、それに伴い**〝幸せホルモン〟とも呼ばれる心の安定に関わる脳の神経伝達物質・セロトニンの量もストンと下がります。**そのため「闘うか、逃げるか」に関わるノルアドレナリン神経系の働きにブレーキがかかりにくくなり、イライラして怒りっぽく感情的になったり、急にうつうつと落ち込んだり、感情が不安定になりやすいのです。

このようなＰＭＳの症状が重くつらい場合は、婦人科でのホルモン療法や漢方薬による治療が検討されます。けれど、ＰＭＳは「気づきの病」ともいわれ、**自覚しただけで症状が改善する人も多い**んですよ。

自分の体の中で毎月起きているホルモンのリズムを意識して〝もうすぐ生理だからヘンな

んだ〞と思うだけでも違ってくるので、基礎体温をつけるなどして自分の月経周期を把握し、月経前は無理をしない過ごし方を心がけるとよいでしょう。

月経がある女性では毎月20〜30mgの鉄分を失うため貧血になりやすいのですが、**鉄はセロトニンを作るのにも必要なため、鉄不足はPMSの原因**にもなります。鉄分をとることで、貧血だけでなく、頭痛、イライラ、憂うつ気分などが改善することもよくあります。

一般的な血液検査ではヘモグロビン濃度を調べるだけなので、「正常」と診断されても、貯蔵鉄（フェリチン）が少ない「隠れ貧血」が多いといわれています。気になる人は、「貧血が心配なので血清フェリチンの検査をしたい」と申し出れば調べてもらえますよ。

PMSが重い場合は精神科医に相談を

月経前の落ち込みやイライラが著しく、怒りがおさまらないなど感情が非常に不安定で、日常生活に支障をきたすようであれば、「月経前不快気分障害（PMDD）」が疑われます。

PMS同様、月経1〜2週間前から心身の不調が現れ、月経開始とともに軽快するのですが、とりわけ精神症状が激しく、強い不安や気分がふさぎ何もしたくない「抑うつ状態」に陥ります。20代で発症する人が多いのですが、思春期の女子にも見られます。

PMSで婦人科にかかっていて改善が見られない場合や精神症状が重い場合は、PMDDの可能性もあるので、精神科医に意見を聞いてみるのもよいと思います。実際、ホルモン療法が効かなくて、婦人科から精神科に紹介されるケースはよくあるんですよ。私もたくさん診ていますが、前述したような女性ホルモンとセロトニンの話をすると、それだけで安心して症状が軽減したり、生活習慣を見直すことでホルモンバランスも整いやすくなります。

そのようなカウンセリングや生活指導に加えて、セロトニンを増やすSSRIを併用することで、不安や抑うつ状態が改善されることもあります。ケース1でも述べましたが、SSRIはうつ病やさまざまな不安障害の治療薬として用いられている薬剤の総称です。セロトニンの再取り込みを阻害してセロトニン量を増やす作用があり、セロトニンだけを標的にするので、従来の抗うつ薬や抗不安薬より副作用が少ないとされています。

ただし、**SSRIの中には若い人が使用すると、衝動性や攻撃性が高まり、自殺リスクが増加すると報告されている薬もあるので、処方には十分な注意が必要**です。服用を検討する際には、精神薬理学に精通している精神科医に相談してください（コラム5参照）。

向精神薬（精神科で扱われる薬の総称）に抵抗がある人には柴《さい》胡《こ》加《か》竜《りゅう》骨《こつ》牡《ぼ》蠣《れい》湯《とう》、加《か》味《み》逍《しょう》遥《よう》散《さん》など漢方薬を処方することもできます。

お悩み

12

彼氏にどっぷり

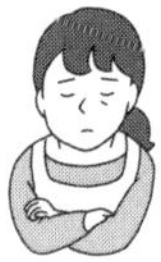

「彼氏に夢中すぎで超心配……。
高校受験も控えているのに勉強もそっちのけで、
家にいるときも電話やラインをしまくり。
帰宅時間が遅くなるときもありハラハラです」

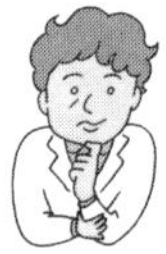

「思春期の恋愛は心の成熟の第一歩。
タブー視しないで正しい性知識を育むことで、
子どもの自尊感情が高まり、
自分自身を大切に思えるようになります」

見守りながらも恋愛エネルギーを暴走させない

中学生になると、初めての彼氏、彼女ができる子もいることでしょう。学校から一緒に帰ったり、休日一緒に出かけたり、青春だなあ……。でも、親としてはいろいろ心配ですよね。特に受験が近づくと、「恋愛なんてしてるヒマないでしょ！」とつき合うこと自体に反対したくなってしまうかもしれません。

でも**この時期の恋愛って、すごく大事**なんですよ。一緒に勉強したり、彼氏がいることでモチベーションが上がって、つらい受験も乗り越えることができたりと、プラスの面も多いと思います。頭ごなしに反対するのはやめたほうがいいでしょう。

初潮を迎え、性ホルモンが上昇して生殖能力を持つ第二次性徴期には、異性を意識するようになったり、性的関心が芽生えるのが自然な成長段階です。男子ほどではなくとも、思春期の女子にも性欲があるのは当然のことです。子どもが性的な関心を示したときに、**〝いけないこと〟〝忌《い》むべきこと〟として否定すると、自己否定や性に対する抑圧につながります。**心の成熟の第一歩と受けとめて、思春期の恋愛を見守ってあげてほしいと思います。

10代の脳はまだ子どもで快楽に敏感です。欲求を駆り立てる脳の神経伝達物質「ドーパミン」の放出が激しく、**大人の脳に比べて報酬を強く感じやすい**。そのうえ、社会脳である前頭葉が十分に育っていないため、性衝動を抑制できない場合もあるでしょう。思春期の脳は、セックスでもゲームでもネットでも薬物でも自傷行為でも、**脳を興奮させるものに対して依存ができやすい時期なので、大人が歯止めをかけて**やる必要があります（お悩み9参照）。

中学校の授業では性交については教えられず、避妊や中絶は原則として取り上げませんが、正しい性知識を持っていれば自分の性行動を慎重に考えることにつながります。最近では、ティーン向けの性についての良質な本もありますので、お子さんと一緒に読んでみるのもよいでしょう。

同意のない性的行為は暴力です

日本では13歳、中学1年生から性行為に同意する能力があるとしていますが、セックスだけでなくハグやキスなど**性的な行為をするときは、積極的にその行為をしたいかどうか、互いの意思を言葉で確認する「性的同意」が必要**です。けれども、彼氏に嫌われたくなくて性的な行為を断りきれない、避妊してと言えないという人は、大人の女性でも多いですね。

好きな人とつき合っても、互いの考えを自由に言い合えない関係性は対等ではなく、同意のない性的行為は暴力です。交際相手に「何をしてほしくて、何がイヤなのか」を率直に話し合うことは互いの尊厳を守ることだと、子どもたちにしっかり伝えてほしいと思います。

彼氏がいるのなら親に紹介させるといいですよ。どちらの親にも紹介させるべきです。そのときに、夕方の早い時間までに帰宅させる、夜の8時以降は電話やラインはしないなど、**彼氏も含めて交際マナーを話し合って決める**といいんです。お互いの親の顔がわかると、子どもたちにも責任感が生まれ、節度を持ってつき合うようになると思います。

個人的には、高校を卒業するまではセックスはさせないほうがいいと思っています。私が見る限り、高校生でセックスを覚えてしまった子たちは勉強に身が入らず、あまりよい結果にならないことが多いようです。ですから、中高生の患者さんから交際や性のことなどの話題が出たときは、余計なお世話と思いながら、「高校卒業まではセックスはしないこと。勉強に集中できず、つらい受験勉強を乗り切る気力がなくなってしまうかもしれない。避妊に失敗したら、自分が傷つくだけでなく、互いの将来を台無しにしてしまうこともあるんだよ」と助言しています。

発達障害の傾向がある女の子は、異性関係でトラブルに巻き込まれやすいのでより細やかな目配りが必要です。**ＡＤ／ＨＤ（注意欠如・多動症）傾向の女子は、自分の感情をストレートに出して、衝動的に行動しやすい特性**があり、歯止めがきかず、たやすく性交までいってしまうことも少なくありません。

ＡＳＤ（自閉スペクトラム症）傾向の女子は羞恥心が未成熟で、性的な言葉をストレートに使ってしまったり、スカートをはいているのに脚を広げて座ったりして、性的対象に見られやすいところがあります。人との距離感（相手と自分の体の距離）や体に触れることの意味がわからないため、思春期に入っても小学校の頃の男子との関わり方をそのまま続けて、男性に誤解させてしまうことも。また、ＳＮＳや雑誌の偏った情報を信じて、中学生や高校生はセックスの経験があるものだと思い込み、みんなと同じようにならなくてはと、相手かまわずセックスしてしまったり、セックスをすれば相手が喜ぶと思い、よいコミュニケーションとして、望まれれば応じる傾向があります。

　このように発達障害傾向のある子は、暗黙の了解とされているような性に対するマナーやルールがわからないことが多いので、異性の前ではしてはいけない行動をノートなどに書いてわかりやすく教えてあげるとよいでしょう。映画や恋愛ドラマを家族で一緒に見ながら、女性の気持ちはお母さん、男性の気持ちはお父さん、と役割分担をして教えるのもおすすめです。

お悩み

13

ダイエットをくり返す

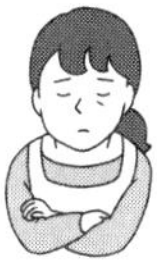

「少しぽっちゃりしている程度なのに、
『太ってる！』と言い張り、ダイエットをくり返す娘。
人としてありえない体型のアニメのキャラクターを本気で目指していて、
理解不能です」

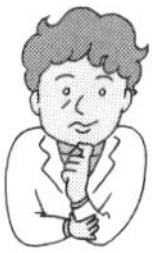

「思春期女子はぽっちゃりが自然。
過度なダイエットはホルモンバランスを乱し、
無月経や不妊を招くことも。
極端な食事制限は脳にも体にも危険！　絶対NGです」

10代で骨《こつ》粗《そ》鬆《しょう》症《しょう》!?　ダイエットの落とし穴

思春期は大人の体へと移行していく時期。身長が伸びるにつれ、当然、体重も増えます。特に女子の場合、脂肪がついて女性らしい丸みが出て、自然にぽっちゃりしてきます。

とはいえ、思春期にさしかかった女子の多くは、女性らしい体つきになっていくことに戸惑っています。そこにもってきて、日本では思春期一歩手前の未成熟な体型や顔立ちをもてはやす風潮が根強いですからね。アニメなんかまさにそうですけれど、ヒロインとして描かれる女の子のキャラクターは非常に幼児性が高いでしょ。

私から見れば、成熟した女性とつき合えない幼稚な男たちが生み出したいびつな理想像のように感じますが、自分の中に生まれてくる**女性性に恥じらっている思春期の女の子にとっては、リアリティがないからこそ、二次元キャラに同化したいのかも**しれません。

欧米では数年前からやせすぎモデルを規制するなどの動きが活発で、**〝やせているほうが美しい〟という価値観はもはや時代遅れ**です。最近ようやく女性たちの間で「筋肉女子」がトレンドになってきてはいますが、まだまだ日本では「やせ」礼賛《らいさん》が根強く、若いモデルや女優たちはおしなべてスレンダー。病気が疑われるほど極端にやせているにもかかわらず、マスコミでもてはやされたりするのですから、思春期の女の子たちが〝自分は太っている〟

と思い込むのは、無理からぬことですよ。

実際、思春期にダイエットを始める女子は多いのですが、思春期の食事制限は非常に危険です。この時期に体脂肪が不足すると、ホルモンバランスが崩れて無月経に陥りやすく、放っておくと子宮や卵巣の機能が低下し、**将来、妊娠・出産ができない体になってしまう恐れ**があります。また、女性ホルモンの不足から、10代なのに更年期障害のような症状が出ることも。骨を作る成長ホルモンの分泌も抑制され、本来なら骨密度のピークである思春期なのに身長が伸びず、骨粗鬆症になるリスクが高くなります。

ストレスを抱えている子がやせることで周囲の関心を引くことができると、ダイエットにのめり込み、「**神経性やせ症**」に陥ることがあります。以前は「拒食症」と呼ばれていた病気で、太ることへの過剰な恐れから過度な食事制限や過剰な運動を行い、やせすぎているにもかかわらず「太っている」と思いこみ、体重が増えることを拒否します。

拒食は過食とコインの表裏のような関係で、拒食期のあとに必ず過食期が出現することもわかってきました。食べることをがまんし続けた反動で、食欲が暴走し、手近にあるお菓子をドカ食い。限界まで食べると罪悪感でいっぱいになり、食べたことを帳消しにしようと指をのどに突っ込んで吐く。そしてさらにハードなやり方で食べる量を減らします。こうして拒食と過食の負のスパイラルにハマってしまうのです。リストカットなどの自傷で過食を止めようとしたり、過食のためにお金を払いたくなくて万引きしたりする人もいます。

やせすぎで死に至ることも……

脳に十分な栄養が送れないと、正常な思考ができなくなります。ボディイメージを正しくとらえられなくなり、骨と皮だけになってもまだ太っていると思い込み、過剰に体重をコントロールしようとする。思春期の過度なダイエットで死に至ることもあるのです。

　たとえ死に至らなくても脳に大きなダメージを及ぼします。ＭＲＩを撮ると、**認知症と間違うくらい脳が萎縮してスカスカになっていることも。**体重が戻ったとしても、脳が萎縮したままで回復しない例も少なくありません。

　家庭や学校はもちろん、社会全体で、ダイエットのリスクをしっかり学び、子どもたちにきちんと教えることが非常に重要だと思います。おうちでは、朝昼晩、子どもたちにバランスのとれたおいしい食事を食べさせてあげるのが理想ですが、難しいようなら1日1回でもかまいません。穏やかで安心できて、食べることが楽しく感じられる団欒《だんらん》の食事タイムを持つようにしてください。食事がもたらす体と心の心地よさを実感できれば、娘さんが無理なダイエットにハマることはありませんし、お母さん自身の癒《いや》しにもつながりますよ。

お悩み 14

女子グループのLINE外し

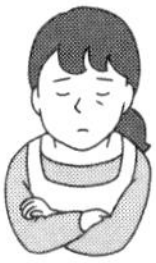

「高校に入ってから仲よし女子４人でグループＬＩＮＥを始めた娘。
常にスマホを手離さず秒速返答していましたが、
次第に『既読スルーしないだけでせいいっぱい……』と言うように。
返信も遅れがちになったある日、突然、グループから外されました。
学校での態度はみな普通なので、かえって怖いと怯えています」

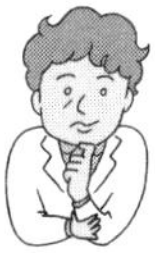

「思春期の愛情ホルモンが過剰な仲間意識を招き、
いじめにつながることも。
子どもが安心して過ごせる居場所を確保して、
学校の人間関係が世界のすべてではないことを
わからせましょう」

ＬＩＮＥ疲れは依存症の兆し

思春期にはグループ化が進みますが、何しろ前頭葉機能が低くて攻撃的で、みんな似たりよったりの不安定さを抱えているわけですからねぇ。そこで上手くやっていくのは至難《しなん》の業《わざ》なんですよ。

女子同士では手をつないでトイレに行ったり、お揃いの雑貨を買ったりと、親密な集団行動が見られますが、これは感情の中枢である扁桃体に「オキシトシン」というホルモンが作用するからです。**オキシトシンは脳に親近感を抱かせたり、愛着を感じさせたりする愛情ホルモン**。分娩時や授乳時に盛んに分泌されることはよく知られていますが、第二次性徴期である思春期にも、女性ホルモンのエストロゲンによってオキシトシンが大量に分泌。握手をしたり、目を見て話したりすることでオキシトシン濃度が高まり仲間意識が生まれます。

ＬＩＮＥは、簡単な操作で時間と場所を気にせずリアルタイムでコミュニケーションができる便利なツールです。既読表示やグループで共有できる機能もあり、直接会わなくてもオキシトシンを刺激できるのですから、思春期女子がハマるのは無理もないですね。

内容といえば本当にどうでもいいようなことやスタンプの連打だったりするわけですが、子どもたちにとっては「既読スルー」にしないことが何より大事。下手をしたら仲間外れにされてしまうことも十分承知しているからこそ、読んだらすぐに返信するために四六時中メッセージをチェックし続け、「ＬＩＮＥ疲れ」に追い込まれているのです。

親密になれる感じがうれしくて喜びを得られていたはずの仲よしグループとのＬＩＮＥも、〝気に障《さわ》るようなことを書かなかっただろうか〟〝返事が遅れたからイライラしているだろうな〟〝既読スルーしたら嫌われるかもしれない〟と疑心暗鬼になり、次第に返信がプレッシャーになってくる。すると、送られてくるメッセージの言葉や絵文字の中にも、自分へのいじめが潜んでいるのではないかと毎回毎回疑い、何度も何度も確認せずにはおれなくなる。


そう、これは依存症のパターンです。初めは楽しくてやっていたことが、次第に**それをしないと不安、心配、不快、落ち着かなくなり、やめられなくなる。依存症の悪循環**に陥っているのです。ＬＩＮＥでいじめにあってないかと不安になって、メッセージをいちいち気にし始めると、ＬＩＮＥ依存になってしまいますよ。子も親もそんなことに神経を使ってはなりません。そういうことを考えすぎるとＬＩＮＥいじめから逃れられなくなります。

コロナ禍では休校や外出制限が続き、いじめ全体の件数は減りましたが、ネットいじめは過去最多となりました。ネット上の会話は顔が見えないだけにエスカレートしやすく、集団心理もあいまって歯止めがききにくくなります。グループチャットで発言を無視されたり、娘さんのようにグループから外したうえで悪口を書かれたり。ＬＩＮＥいじめが自殺につながった事件では、集団でひとりを徹底的に誹謗中傷《ひぼうちゅうしょう》していたケースが目立ちます。

ネットいじめの根っこにある「つながり依存」

いじめの根っこにあるのは、強すぎる仲間意識。ＬＩＮＥいじめが**男子より女子に多いのは、過剰なオキシトシンのせいもあるでしょう。**

筑波大学人文社会系教授の土井隆義さんは、こうしたネットいじめは「つながり依存」から派生していると指摘しています。ネットを介して作られる人間関係は、親や教師からはほとんど見ることができません。おかげで子どもたちは、ひと昔前のような既存の制度や組織に縛られない自由な人間関係を築けるようになったわけですが、それは裏を返せば**関係を保証するものは理屈や善悪ではなく、そのときのお互いの気持ちのみ**になったということで、それだけ関係が不安定になってきたことを意味します。

「個性を伸ばす」と言いながら親や教師たちは「同質性」を求めがちです。そんな大人の庇《ひ》護《ご》下《か》にある子どもたちは、突出しないように気をつかい、空気を読むことに神経をすり減らし、表面的に同じであることで友人関係を保っています。しかも学校のクラス制度という閉鎖的な空間では独りでいると異様に目立ってしまい、つながっていない人は魅力がないというレッテルを貼られ、「ぼっち」と呼ばれ蔑《さげす》まれます。だから子どもたちはＬＩＮＥを駆使《くし》して、常に誰かとつながって、承認を受け続けることでやっと安心を得ているのです。

この「つながり依存」はいじめの標的になっても、目の前の人間関係にしがみつくほどの切迫感を持って子どもたちを追いつめ、被害を深刻化させている側面もあると、土井さんは言っていますが、まさに依存症の領域です。

そもそも娘さんとグループＬＩＮＥのメンバーは、本当に仲よしなのでしょうか。本当に仲よしであれば、顔を見合わせて話をするほうが楽しいはずで、グループＬＩＮＥは補完的な意味合いしかないはずです。しかし、「ぼっち」と言われたくないためにつながっているグループであれば、学校でもＬＩＮＥでもハブられないよう、常に相手のご機嫌をうかがい続けなければならないでしょう。

本当に仲よくしたいなら、現実世界で**もっと顔を見合わせながら話す**ことです。リアルで十分に気持ちが通じ合っていれば、ＬＩＮＥでたまにスルーしても「ごめんごめん」ですむはず。それが通用しない相手とは、**その程度の関係でしかない**ということですよね。

一方、適当に既読スルーもしながら、自分にとって必要なところだけをうまく利用している子どもたちも大勢います。そういう子たちは既読スルーを指摘されたら、「ごめんごめん、忙しかったから」とでも言って軽く受け流せる。自分を支配するような窮屈なグループＬＩＮＥなら、最終的に外されてもかまわないと思っているのです。

なぜそんなふうに平気でいられるのかといえば、家族、部活、習い事、塾、バイトなど、ネットの世界よりも充実したつながりを、現実の世界にたくさん持っているからです。

ネットの世界は、リアルの世界が充実していてこそ上手に活用できるもの。親としてできることは、現実の世界で充実できる場を提供することでしょう。

あまり社交的ではない不安の強い子であれば、親子で参加できる料理教室、絵画教室、お花、お茶、テニスサークルなど、親子そろってほかの人たちと関わりながら楽しめる趣味の場を広げていくことをおすすめします。

お悩み

15

娘がいじめの加害者に……

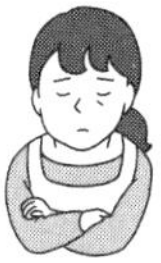

「娘がいじめに加わっていたことがわかりショック。
『いじめていたつもりはない』
『空気を読めないから無視しただけ』
と言うのですが、何を考えているのでしょう。
育て方が間違っていたのでしょうか……」

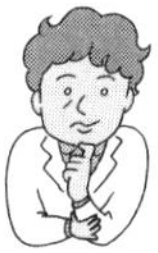

「いじめは種の本能。誰にでもそのタネはあるんです。
愛情ホルモンが仲間の選別に傾きがちな思春期こそ、
〝違い〟を認める心を育む努力が必要です」

いじめ開始年齢は女子のほうが早い

思春期になると、他人を意識し始めて自他の区別がつくようになり、人からどう思われているのかを意識し始めます。すると、いじめも起きてくるんですね。男の子に比べて、女の子は自我の芽生えが早いですから、小学校の4～5年くらいからいじめが始まります。

女子がグループを作りやすい理由のひとつに、愛情ホルモンであるオキシトシンの分泌が女性に多いことはすでに述べましたが、仲間意識を高めるというオキシトシンの特性は、**仲間の選別をする方向にも働き、和を乱す者には攻撃的になったり、排除する**よう脳にけしかけます。つまり、いじめは種の本能ともいえるのです。

発達障害のＡＳＤ（自閉スペクトラム症）の傾向がある人は、オキシトシンの血中濃度が低下していることがわかっています。実際にＡＳＤは、「人の気持ちや状況を読みとることが苦手」「決まったパターンにこだわる」といった特性があり、対人関係が築きづらいのです。集団の中では浮いてしまいやすく、いじめの対象にされることも少なくありません。

現代のいじめは、**集団で個人をいじめるのが特徴**です。幼児期からずっと同年齢の均質集団の中で育ってきた今の子どもたちは、周りとの些細なズレにも敏感で、グループ内で齟齬《そご》が起きないように常に空気を読み、波風を立てないための「コミュ力」を働かせています。

みんなと違うことをすれば、仲間外れにされるかもしれないという不安や恐れが強く、突出することを嫌います。特に女子のグループは〝一緒であること〟が求められるから、目立っちゃうとねたまれやすい。変な平等意識ですが、〝ほどほど〟を選ぶことでいじめを回避する、子どもたちの処世術ともいえます。

そもそも**いじめている側には「正義感」がある**んです。〝空気を読まない〟子がしばしばいじめの標的にされるのも、いじめる側には、グループを守るためにルールから外れた子を正さなくてはいけないという「正義」が働いているのです。

正義の中身はどうであれ、集団＝種を守るためという大義を共有すれば、それがたとえいじめであっても承認欲求が満たされ、強い快感が起こります。このときにはドーパミンが放出されているのですが、「よいこと」をした報酬としてもたらされる**ドーパミンの快感は、一度味わうと脳が学習して、また味わいたくなる**ようにできています。だからいじめはエスカレートしやすいんですよ。ネットの炎上はまさにそれで、匿名《とくめい》性があるため、より過激化します。

もともと日本は同調圧力が強いといわれますが、社会全体が保守化している昨今、周囲に流されていじめに加担する人が増えている気がします。いじめられたくないからという理由で、いじめに加わる子も多いですし、ときには教師までもがいじめる側にまわってしまうことさえあります。その一方で、いじめていることで目立ってしまい、いじめられる側に立場が逆転することもよくあります。ドラえもんのジャイアンのような特定のいじめっこが支配するのではなく、グループ全員の集団心理によっていじめが進行し、いじめられる対象も流動的に変化します。**誰もがいじめ、いじめられる可能性を秘めている**のです。

いじめは本当に難しい問題です。子どもたちのルールは〝キモイ〟〝ウザイ〟といった感覚を規範にした非常に曖昧《あいまい》なもので、気分やノリに左右されやすく、集団心理が暴走し、一線を越えて、悲惨ないじめに突き進んでしまうケースがあとを絶ちません。決して許されないことですが、種の保存本能からくるものでもあるのでなくすことはできないでしょう。**親にできることは、いじめがエスカレートしないようにすることしかない**と思います。怒りや失望、信じられない気持ちもあるでしょうが、問いつめたり、決めつけたりしないで、じっくり腰をすえて、いじめについて次のようなことを親子で話し合ってみてください。

親子で話し合いたい

「いじめ」についての7つのテーマ

1 いじめている側はいじめていることに気づいてないこともよくある。いじめていた意識はあったのか。正しいことをしていると思って、どこかで快感を感じていなかったか。

2 いじめをしていたことを認めて、どうしていじめたのか考える。

3 相手が自分と違うことが気になって制裁《せいさい》したくなる気持ちがなかったか。あったとすれば、どうして違いを受け入れられなかったのだろう。

4 いじめる側がいじめられる側になることもよくあること。自分がいじめられたらどうだろうと想像してみる。

5 いじめられた子はつらかっただろうなあと、相手の立場から考えて反省する。

6 いじめは大人の世界でもたくさんある。なぜ人はいじめをするのだろう。

7 いじめていることに早く気づいてエスカレートしないようにするには、どんなことに気をつければいいのだろう。

COLUMN 2

子どものいじめ問題、大人はどう向き合う？

被害者の面前で謝らせて終わり、ではない

いじめの解決策として、学校側が加害者を被害者のところに連れて行って、直接謝らせることがよくあります。「これからは仲よくするように」と双方に伝え、早くコトを終わらせようとする。これは最悪ですね。罪の意識の薄い加害者の子どもたちからすれば、被害者の子に頭を下げさせられるのは、屈辱的な行為です。その怒りの矛先《ほこさき》は、教師ではなく被害者の子どもに向かい、別の形でいじめをしたくなります。

人間というのはやっかいな生き物で、**自分の傷つき体験を乗り越えようとするために、自分より弱い立場の人をいじめてしまう**ことがよくあります。

たとえば、家で虐待を受けている子が学校でクラスのおとなしい子をいじめるといったケースですね。これは間違った防衛本能で、決して報《むく》われることはありません。いじめられた子のケアはもちろんですが、いじめをした子もサポートが必要で、いじめに至ってしまった背景にあるその子のストレスを丁寧に聞きとる必要があります。

被害者の子どもにしても、自分をいじめてきた加害者に面と向かうのは、怖くてたまらないでしょう。実際、教師に謝罪の場をセッティングされても、そんな場に出てくる子はほとんどいません。大人の事件では、裁判でも被害者が加害者の視線にさらされないようについ立てを設けるなどの配慮がされるのに、子どものいじめとなるとあまりにずさん。〝子ども同士のことだから〟と、軽く流したい大人の思惑が働いている気がします。

たとえ加害者が本当に反省して謝りたいと思って行動しても、被害者に受け容れる余地がなければ、謝罪の気持ちは伝わりません。**大前提として、加害者が本気で反省して謝りたいと思っていて、被害者も謝罪を受け容れる気持ちになっていること。**そのうえで、両者の気持ちを適切に伝え合うには、どんな手段がよいのか考えなくてはなりません。

いきなり会って話をすると、被害者のトラウマがよみがえる可能性もあります。ですから、**まずはいじめた子が反省文や手紙を書いて、謝罪の気持ちを伝える**のがよいかと思います。

その際、意図せず相手を傷つけるようなことを書いてしまうこともあるので、教師や親が事前にチェックする必要はあります。被害を受けた子に対する気づかいがあり、深く反省していることが感じられるような内容であれば、また会ってみようと思うかもしれません。

いずれにせよ、いじめた側がいじめられた側の気持ちになって、悪いことをしたなと思えるような教育・指導がなされ、いじめられた側が謝罪を受け容れる気持ちになるまでには、時間がかかるものです。親や教師など周りの大人たちは、**いじめの真相に白黒つけることに躍起《やっき》になるのではなく、子どもと一緒になっていじめについて真剣に考え、率直に話し合って**みてください。

学校でも家庭でも、普段からいじめについて考える取り組みをする必要があります。いじめ事件がニュースになったときなどには、教師も生徒も一緒になってみんなで考えればよい教育になると思います。東日本大震災では、福島から東京に避難してきた子どもが「放射能がうつる」などといじめられたというニュースがあいつぎましたが、同じ頃、東京からアメリカに留学した子どもが同様のいじめを受けたという報道もありました。これらのニュースは、いじめ問題を自分の身に置きかえて考えるのに最適な教材になるでしょう。

そういう関わり合いの中で、子も親も教師も、世の中に理不尽ないじめがたくさんあることに気づき、個性や多様性を認めることの大切さに意識が向いていくのです。そこから本当の意味でのコミュニケーション能力が育まれ、深刻な被害者にも加害者にもならずに生きていく知恵が得られるかもしれません。

子どもたちは大人の背中を見ています

そもそも子どもたちのいじめの背景には、大人たちからの悪い影響が多分にあると思います。**社会全体が足の引っ張り合いで、いじめの構造**を呈している。最近のマスコミ報道なんかは、その典型ですよね。正義ヅラした週刊誌が有名人の不倫を暴露して、そこにほかのマスコミも便乗していっせいに叩いて、ちょっと弁護でもしようものならその人も叩かれる。人を悪く言って、自分をよく見せるという価値観が世の中に蔓延《まんえん》しています。それだけ社会的抑圧が強いのでしょう。

他人のあらを探して引きずり下ろし、それで自分の自尊感情を保った気になっているような大人たちの背中を、子どもたちは見て育っているのです。子どもたちに思いやりの心を育むために、私たち**大人はどんな背中を見せられるのか、一人ひとり考える必要がある**のではないでしょうか。

ケース 2

月経アプリでホルモンの波を乗りこなしたB子さん

マイペースでアニメが大好きなB子さん。通っていた中学では、リアクションがヘンだとからかわれていましたが、次第にエスカレートして、教科書を隠されたり、掃除の時間に美術室に閉じ込められたり、あからさまに悪口を言われたりするようになりました。

登校したくないとは言わないものの、朝になるとおなかが痛いと訴えるようになり、内科を受診するのですが異常なし。そんなことをくり返していた中3の春、母親と口論になったB子さんは家を飛び出します。彼女の部屋から遺書が見つかり一時騒然となりましたが、翌朝、近所の川べりをうつろな表情で歩いているのを発見され、精神科に緊急入院。退院後、私のところを紹介され、母親に連れられてやってきました。

クラスの女子グループに馴染めず孤立して……

当の本人には自殺騒ぎの記憶はほとんどなく、自分でもどうしてこうなってしまったのかわからないようでした。実はB子さんは、小学4年生のときに発達障害と診断されていました。母親は学校と密に連絡をとって、先生たちも孤立しないように気を配ってくれていたそうです。それでもクラスの女子グループに馴染めず、休み時間もずっと独りで過ごしていたよう。本人は独りが気楽と言っていましたが、本当はお友達がほしかったのでしょう。理想とする親友のキャラクターを漫画にして、友達ごっこをして遊ぶのが心の慰《なぐさ》めでした。

夫と死別し、シングルマザーで子育てをがんばってきた母親は、娘にも精神的に強くあってほしいと願っていました。「独りで好きなことをしているほうが楽しいならそれでいいじゃない。無理して誰かと一緒にいることはないよ」と叱咤激励し、休み癖がつくのを恐れて学校を極力休ませなかったそうで、それが娘を追いつめたのではと反省されていました。

そこでお母さんには、**まずは娘さんの話によく耳を傾けること、そして、独りで抱え込まないで、**担任や保健室の先生（養護教諭）、部活の顧問などと相談して、B子さんの個性が生かせる学校での環境づくりを整えることをみんなで考えましょうと伝え、**学校に協力を要請するために診断書を提出**しました。学校側も柔軟に対応してくれたようです。B子さんは

休み時間には教室を離れて静かな図書室でゆっくり絵を描いて過ごすようになり、夢中になりすぎて時間を忘れてしまうので、図書館司書の先生が声かけをしてくれました。

ホルモンのせいとわかり冷静に病めるように

独りで好きなことをしてリラックスできる時間を確保でき、授業に遅刻することもなくなったB子さんは、前よりラクに学校生活が送れるようになりました。

ただ、調子がいいときと悪いときの波が激しく、理由もなくイライラして暴れたくなることがあると言います。そこで月経周期によって心身に波が起きることを伝えると、早速、月経アプリを入手して、自分の月経の記録を始めました。月経が来たら入力しておくだけで、「今は体重が増える時期だからダイエットには不向き」とか、「もうすぐ月経が始まるからリラックスを心がけて」とか、「妊娠しやすい時期だから気をつけて」とか、いろいろと教えてくれる。B子さんのようにこだわりが強く、自己モニタリングがうまくできず、限界を超えてヘトヘトになるまでやってしまうタイプにはとても適したツールです。

アプリのおかげで月経周期を把握できるようになったB子さんは、月経前にはホルモンの影響で気分も体調も落ちることを実感して、その時期はあまり無理をしなくなり、パニック

に陥ることが少なくなりました。この波はいつか過ぎ去るからと思えるようになったそうで、「今は冷静に病んでるの」とドヤ顔で言えるまでになりました。

娘と一緒に月経アプリを始めたお母さんも、感情的に叱ることが減ったそうです。**思春期から更年期まで、女性にとって月経は心と体のバロメーター**です。男性はそういう指標がないので、心身の不調に気づきにくいというところがあります。「生理なんてめんどくさい」という声も聞きますが、月経に感謝して、よくよく観察してほしいなと思います。

高校に進学したB子さんは、ちょっと大人になって、周りを冷静に見られるようになりました。中学ではおしゃべりが止まらず、反発を買っていたことも自覚して、「余計なことは言わないことにした」と自分を抑えることも覚えました。月経前には不安が強くなって眠れないことがあったので、不安を減らすためにＳＳＲＩのレクサプロを半錠だけ飲んでもらっていましたが、それも必要なくなりました。

アニメ部に入って念願のお友達もできたんですよ。入部時に、不器用で整理整頓が苦手なことや夢中になると周りが見えなくなることなど、**自分の特性をみんなに話したことで、すんなり打ちとけられた**ようです。趣味が合う仲間と大好きなアニメの話で盛り上がるのが楽しくてしょうがないそう。自作のショートアニメをネットでアップしたりして、そこからまた同好の輪が広がり、将来はアニメーターになりたいと目を輝かせています。

3章

眠りの乱れが思春期をタイヘンにする

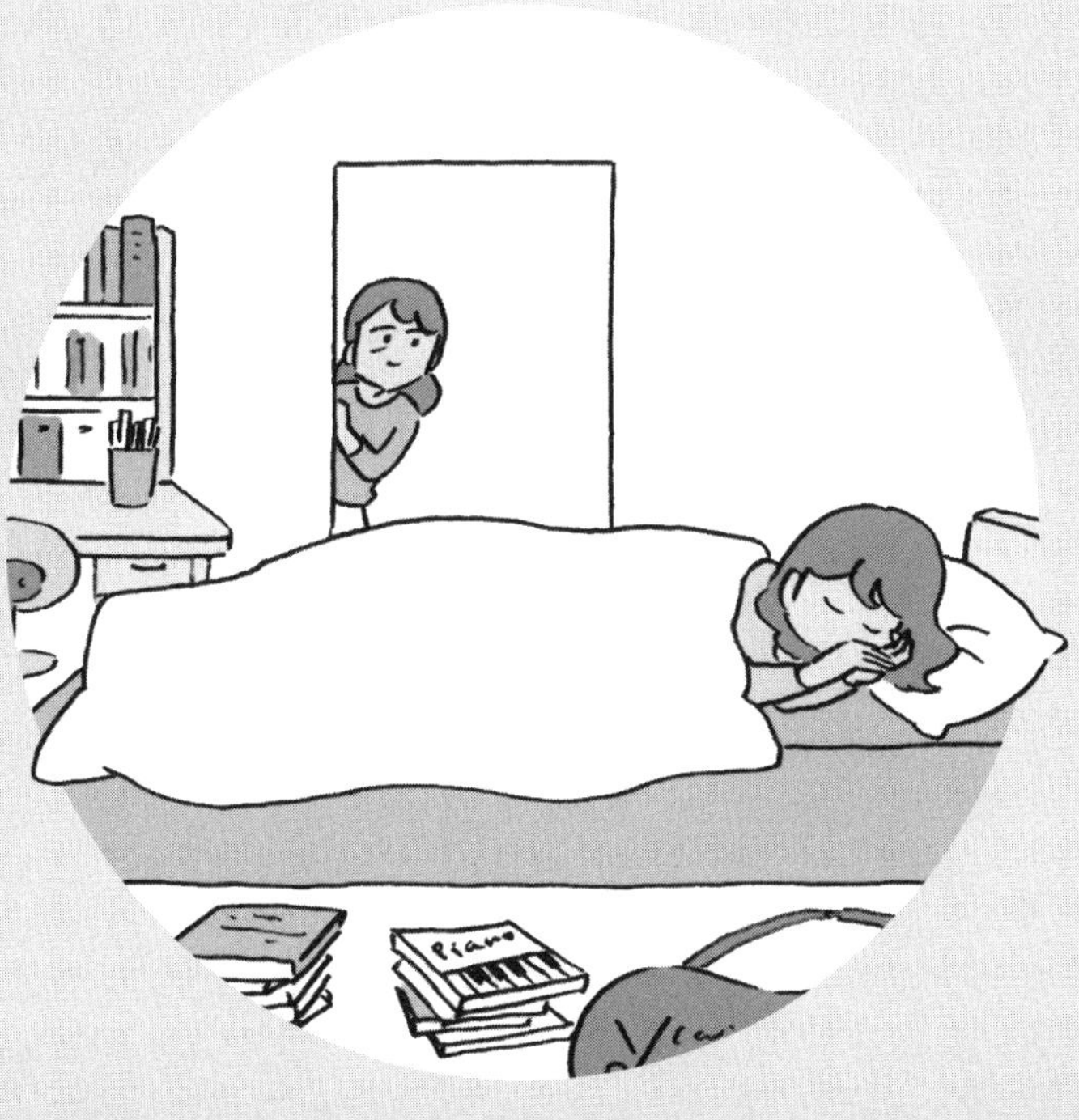

お悩み

16

朝、起きてこない

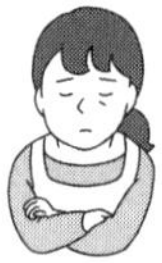

「宵《よい》っ張りで寝起きが悪く、目覚ましが鳴っても一向に起きません。やっと起きてもものろのろぐずぐず。せっかく作った朝食も食べないで、不機嫌な顔で登校します。娘だけでなく私も会社に遅刻しそうになるし、朝のバトルが本当にストレスです」

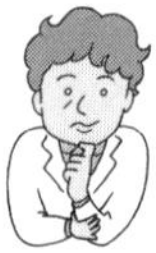

「子どもは大人より長い睡眠時間が必要です。10代は〝9時間睡眠〟を目標に。休日も起床時間を一定にして、早寝早起きを習慣づけましょう。朝日を浴びて朝食をとることで体内時計も整います」

寝る子は育つし頭もよくなる

毎朝、子どもの朝寝坊にやきもきしているお母さんはたくさんいますよ。イライラから一日が始まると、嫌な気分がなかなか抜けず、本当にストレスですよね。

ただ、思春期の子どもが朝寝坊なのは、生物学的な理由があるんです。夜眠くなるのは睡眠を促すホルモン「メラトニン」の分泌が増えるからで、朝になると目が覚めるのは、メラトニンの分泌が明け方にかけてだんだん減っていくからです。このメラトニンは体内時計によってコントロールされているのですが、実は**10代の体内時計は大人より2時間遅れて**います。そのため夜が更《ふ》けても大人ほど眠くならないし、朝はなかなか起きられないのです。

脳は眠っている間に記憶を定着させますが、活動量が多く学ぶことがたくさん増える思春期には、大人より長い睡眠時間が必要です。**睡眠時間が長い子どもはそうでない子どもよりも、記憶に関わる脳の海馬が大きい**という報告もあります。また、成長期に筋肉や骨などを成長させる「成長ホルモン」も、一日の分泌量の約7割が睡眠中に分泌されます。寝る子は育つし、頭もよくなるのです。

理想的な睡眠時間は大人では7時間といわれていますが、**思春期に必要な睡眠時間は9〜10時間**とされています。ところが、ＮＨＫ放送文化研究所が２０２０年に実施した国民生活時間調査によると、10代の平日の平均睡眠時間は女子が7時間33分、男子は7時間35分で、男女ともに1〜2時間以上の睡眠不足であることがわかりました。

10代の大半が睡眠時間6時間半を切るアメリカでは、学校の始業時間を遅らせようという動きがあります。実際、始業時間を遅らせた学校では、生徒の睡眠時間が長くなり、**成績が上がり、うつ病や交通事故に巻き込まれる生徒の数が減った**という報告があいついでいます。日本でも大人の体内時計に合わせた時間割ではなく、思春期の子どもたちに適した始業時間を検討していくべきです。

朝の寝起きをよくするのも、早く眠るのも、ちょっとしたコツがあります。たとえ**就寝時刻が遅くなってしまっても起床時刻は一定にしたほうが睡眠リズムは乱れにくい**んですよ。「寝だめ」もできないことがわかっています。休日だからといって昼まで寝ていちゃダメで、起床時間になったらカーテンを開け、朝日を浴びさせるのです。

1日は24時間ですが、体内時計が作り出す人間の生体リズムは24時間11分といわれ、この11分のズレを毎日リセットしてくれるのが、朝の太陽の光です。朝日の明るさが目から入ると、光の情報が体内時計の中枢である脳の視交《しこう》叉上核《さじょうかく》に伝わり、メラトニンの分泌がストップ。体が覚醒モードに入って目覚めます。同時に、15〜16時間後に再びメラトニンの分泌が始まるようにセットされるため、朝6時に起きれば夜9時頃には自然に眠気がやってきます。

朝食をとって腹時計を整えれば寝つきもよくなる

食事も体内時計を調整します。「腹時計」という言葉がありますが、**朝日を浴びてから1時間以内に朝食をとると、体内時計のズレがリセット**され、全身の細胞が地球のリズムに合わせて動き出します。そもそも睡眠中に多くのエネルギーが使われ、起床時には日中の活動用のエネルギーが不足していますから、朝のエネルギー補給は不可欠。特に育ち盛りの10代は、体も脳もたっぷり栄養が必要です。

東海大学体育学部教授の小澤治夫さんが２００８年に約１５０００人の小中高生に実施した調査では、貧血を起こしている子どもの多くは、夜更かしをして朝食を食べておらず、栄養素も必要量の8割程度しかとれていませんでした。夜更かしをするから朝起きられず、朝食を食べる時間がなくなり、起き抜けで食欲も出ず、朝食を抜くから栄養不良で体調が悪くなるという悪循環に陥っていたのです。

２０１５年に文部科学省が小学6年生と中学3年生を対象に実施した「全国学力・学習状況調査」と「全国体力・運動能力、運動習慣等調査」では、毎日朝食をとっている子どもほど、学力調査や体力テストの得点が高い傾向にあります。

朝食が大事なのは大人とて同じです。子どもばかりに朝食をすすめて、自分の朝食はないがしろにしていてはダメ。ダイエット目的で朝食を抜く人は大人にも子どもにもいますが、**体が飢餓に備えて栄養をためこむ方向に働くため、かえって太りやすくなります**よ。

早寝早起きの生活リズムが整ってぐっすり眠れるようになると、朝起きたらおなかがすいているものです。文部科学省が２０１４年に全国の公立学校８００校を対象に実施した調査では、普段、**朝食時に、家の人と会話している子どもほど、「自分のことが好き」**と回答する割合が高くなりました。朝食時は子どもとの貴重なコミュニケーションタイムです。お子さんと一緒に、おいしい朝食を食べて、元気に一日をスタートしてくださいね。

お悩み
17

ベッドに入ってもスマホ

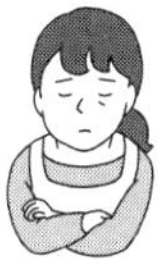

「夜、ベッドに入ってからもずっとスマホをいじっていて、注意してもなかなか寝ません。時間制限してもすぐ約束を破るし、取り上げようとしたら大泣きされる始末。最近では遅刻も増え、授業中も寝ていると先生から注意があり、ほとほと困っています」

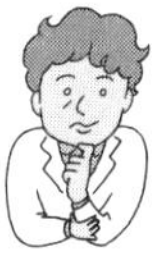

「スマホにハマるのは、ドラッグやギャンブル中毒と同じ脳回路。睡眠が乱れ始めたら〝依存症〟の兆しです。家族全員で本気のデジタルデトックスが必要です」

ネット依存は睡眠の乱れに現れる

新型コロナ以降、オンライン授業が始まったり、子どもたちが家庭でスマホやタブレット、パソコンを使うのは当たり前の光景になりました。それに伴い、子どもたちのネット依存が加速。SNS、動画、オンラインチャットやゲームなど時間を忘れてハマってしまい、スクリーンタイムが睡眠時間をどんどん侵食し、生活リズムが夜型化しています。

ネット依存は本人が自覚していないことも多いのですが、その始まりはまず睡眠に現れます。スマホや携帯、パソコンなどのブルーライトの強い光は眼精疲労を引き起こすだけでなく、視神経を刺激して睡眠ホルモンの「メラトニン」を抑制し、さらには電磁波がメラトニンを破壊するため、しばしば不眠の引き金になってしまいます。

文部科学省が行った２０１４年の調査では、**デジタル機器の接触時間が長い子どもほど就寝時間が遅く、就寝時間が遅い子どもほど自己肯定感が低く理由もなくイライラする**傾向が高いという結果も出ています。

子どもたちだって、スマホのやり過ぎがよくないことくらいは肌でわかっていると思いますよ。それでもなかなかやめられないのは、スマホが脳の報酬系のスイッチをオンにし、快感をもたらす神経伝達物質のドーパミンが出るから。特に**10代の脳ではドバッ**と出るんです。

このときの脳の回路は、酒やタバコ、ギャンブルやドラッグにハマるのと全く同じです。最新のスマホなんて、**覚醒剤と同じくらいの中毒性**があることがわかっていて、世界保健機関（ＷＨＯ）が策定した国際疾病分類の最新版では、「物質の使用や常習的な行動に起因する疾患」いわゆる依存症の中に「ゲーム障害」が新しく加えられました。もちろん、その中にスマホやネットによる依存も含まれています。

脳の報酬系を刺激するやり方を覚えると、快感を得るために、ひたすらその行動をくり返したい衝動にかられます。前頭葉の発達していない思春期脳にその欲望を抑えることは困難で、日常生活や学業に支障をきたすことがわかっていても、簡単にはやめられません。また、思春期の子どもたちにとって、スマホは友だちとの結束を強める手段でもありますから、むやみに取り上げると薬物の離《り》脱《だつ》症状（禁断症状。依存性のある薬物などの反復使用を中止することから起こる病的な症状。お悩み19参照）のように情緒不安定に陥ります。

子どもにスマホを持たせるときは、「自分で利用料金が払えるまで親のスマホを貸す」という前提のもとに、使用目的や料金の支払い、違反した場合の罰則などについて細かいルールを作って書面にしておくとよいでしょう。

そして、**子どもだけにルールを課すのではなく、家族全員のルールも作ること**。スマホはリビングで使う、20時以降はスマホを使わないなど、親自ら、模範を示すのです。

帰宅時間の遅いお父さんも「オレは無理だから」とつっぱねたりしないで。入浴後の30分間はＯＫ、というような〝お父さんの特別ルール〟を作ってもいい。家族全員で生活を変えていこうとする姿勢を示すことで、子どもの行動も変わってきます。

しかし、家族の努力があっても依存から抜け出せない子どもたちがいるのも事実です。今後、酒やタバコのように、社会全体で使用上のルールを作っていく必要があるのかもしれません。

お悩み

18

過眠から不登校

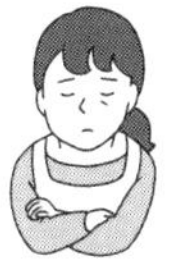

「成績もよく、部活に塾にバレエのお稽古にとがんばっていたのですが、中2になってから、朝、揺り動かしても起きられなくなり、授業中も寝てばかりで、ついに不登校に。このまま引きこもって学校に戻れないのではという親の心配をよそに、夜になると元気になってネットゲームで遊んでいるので、仮病を疑いたくなります」

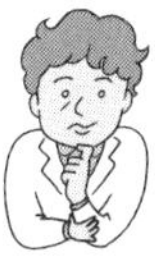

「過眠は体のSOS。
不登校は自我を癒すための意味のある行動です。
不登校になって大正解、休めてよかったですね。
睡眠を整えていく〝眠育《みんいく》〟で不登校が減ったという
報告もありますよ」

寝る間を削り活動する子らを襲う睡眠負債

部活や塾、お稽古ごとなど、日本の子どもは本当に多忙ですね。朝早くから夜遅くまで、大人顔負けの忙しさです。過密なスケジュールをこなすには、睡眠時間を削るしかないわけですが、前述したように思春期は大人よりずっと睡眠が必要な時期なのです。

最近では、**少しの睡眠不足でも、それが続くと借金のように積み重なり「睡眠負債」**になって、心身にダメージを与えることがわかっています。最初は疲労感や倦怠感として現れ、微熱、腹痛、頭痛、立ちくらみ、不眠などの症状をともなうことも多いです。この段階でしっかり休息をとって、9時間睡眠を習慣づけられれば体調は改善しますが、そのまま睡眠不足を放置していると、脳が働かなくなり今度は過眠に転じます。

朝、どうしても起きられず、授業中に居眠りしたり、物忘れがひどくなったり、ケガをしやすくなったり、遅刻や早退が増えたり、ついには昼夜逆転して不登校になる子も珍しくありません。このような状態は「**起立性調節障害**」と呼ばれる場合もありますが、自律神経の働きが乱れて、体が思うように動かなくなっていると考えられます。夜になると元気になるので、はたから見ると怠けているようにも見えますが、自分で自分の体をコントロールできない状態なんですよ。

過眠になってしまうのは、体がSOSを送っているのに睡眠習慣を変えないから。**脳が防衛策としてスリープモードに**切り替えて、強制的に体を休めてくれているのです。

慢性的な睡眠不足は、たとえるなら脳のコンピュータをずっとつけっぱなしにしているようなもの。放っておくと睡眠負債はどんどんたまり、やがて脳のコンピュータは熱暴走してクラッシュしてしまいます。だから不登校になったのは大正解なんですよ。

お母さんは学校に戻れないのではと心配されていますが、私は、不登校は意味のある行動だと考えています。学校に行かないことで、自分を傷つける社会のしがらみから離れ、傷ついた自我を癒し、再び社会に出ていくエネルギーを蓄えているのですから。

馬や牛の出産シーンを見たことがありますか。産み落とされた子馬や子牛は、誰に教わってもないのにすぐに立ち上がろうと懸命に足を踏ん張り、やっと立ちあがったら、今度はすぐに歩こうとして、数時間のうちに歩き出します。これは動物に遺伝的に備わっている発達のしくみです。人間の子にも同じことがいえます。

発達心理学研究の先駆者であるスイスの心理学者ジャン・ピアジェは「子どもは能動的・主体的に世界をとらえながら発達していく道を歩む」と言っていますが、親や教師に言われなくても、**子どもは自然に周りや社会に関心を持ち、興味のおもむくままに進んでいく「自己発達力」を備えている**ものなのです。ただし、子どもが失敗しながらも危険な外の世界に進んでいくためには、養育者である親が「**安全基地**」でなければなりません（お悩み23参照）。

家庭の中で子ども自身が安全で守られていると感じ、親が自分のつらさ、挫折感を理解してくれたと実感することで子どもの傷が癒えるのです。心配でしょうが、お子さんの自己治癒力、自己発達力を信じて、お母さん自身が焦らないことが第一です。

不登校を不要に長引かせないためには、本人がちゃんと悩むことです。今はゲームに興じることで悩みから目をそらしていますが、心の底では不安を抱えています。その不安に寄り添い、なぜ学校に行けないのか一緒に考えてやることで、子どもの悩む力を引き出します。

ただし、寄り添うことは過保護とは違います。体が回復してきても、部屋に閉じこもっている子のために部屋まで食事を運んでやるお母さんも多いのですが、あまり居心地のいい生活をさせると、子どもの主体性を奪い現実逃避に手を貸すことになります。自分のことは自分でできるようにケジメをつけることも、安全基地としての親の役目です。

睡眠リズムを整える「眠育」を導入で不登校ゼロへ

不登校の子どもに睡眠不足の子が多いことは、さまざまな調査で報告があります。睡眠と不登校の研究に取り組む熊本大学名誉教授の三池輝久医師が、２００７年から福井県若狭町の小学校4〜6年生の入眠時刻を調査したところ、中学進学後に不登校の割合が高くなる小学校では22時以降に入眠する児童は42％もいましたが、不登校ゼロの小学校では6％でした。

そこで若狭町では、三池医師の指導のもと、小学校で子どもの睡眠リズムを整える「眠育」を導入。子どもたちに、**眠っていた時間と起きていた時間を記録する睡眠時間記録表をつけさせ、毎日同じ時間に寝起きしているか、9時間の睡眠を確保しているか**などを指導しました。それが生活リズムを見直すきっかけとなり、自分の行動を律することができる子どもが増えたそうです。睡眠アプリを使ってゲーム感覚で、自分の睡眠リズムを把握させるのもいいでしょうね。

さらに保護者とも面談し、「**子どもの夜更かしの習慣は大人たちが作っている**」と伝えて理解と協力を求めた結果、午後8時以降はテレビを見せない家庭が増えるなど、保護者の睡眠に対する意識も向上。眠育開始から6年目には、22時以降の入眠が42％だった小学校も8％にまで減らし、中学進学後の不登校がゼロになりました。今後、このような取り組みが全国の自治体でどんどん増えていくことを期待しています。

お悩み 19

睡眠薬をほしがる

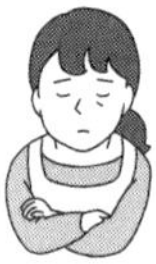

「高校受験のプレッシャーから、早く寝かしつけても眠れないという娘。
眠れないことがさらにストレスになっているようで、
最近では睡眠薬をほしがるのですが、依存性はないのでしょうか？
市販の睡眠薬や睡眠サプリなら比較的安心？」

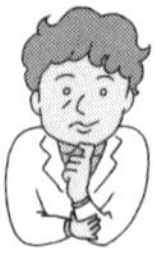

「睡眠薬には依存性や記憶力低下のリスクがあり、
安易な使用は危険。
市販薬やサプリも同様です。
私は大人でもおすすめしません。
まずは生活の見直しとリラクゼーションを心がけて」

女性ホルモンの変化が不眠を招く

　思春期の少女は、初潮が始まると同時に不眠症になることがよくあるんですね。女性のほうが男性よりも不眠症になりやすいという調査結果もあります。これは女性ホルモンの変化によるもので成長過程では自然なこと。同じ理由で更年期女性も不眠に陥りやすいですね。

　私は基本的に、睡眠薬は子どもにはもちろん、大人にもおすすめしません。現在広く使われているベンゾジアゼピン系（ベンゾジアゼピン受容体作動薬）の**睡眠薬は依存になるリスクがあるため、原則として長期的には使用しない**というのが専門医の意見です。

　睡眠薬について少し解説しましょう。

　ベンゾジアゼピン系の睡眠薬・抗不安薬は日本では１９６０年代に使われるようになりました。それまで使われていた強力な鎮静効果があるバルビツール酸系より安全性が高いことから、広く使われるようになったのです。ところが、薬の効果が次第に弱くなり使用量が増えていく「耐性」や薬をやめると離脱症状（禁断症状）が起きる「身体依存」、指示通り服用していても依存が生じる「常用量依存」など、**当初は否定されていた問題が数多く出てきたため、安全な使い方について議論されているところ**です。２０１７年３月には、厚生労働省から漠然とした継続投与による長期使用を避けるよう注意喚起《かんき》がなされました。

いったん依存が形成されると、薬の中止や減量をするときに、不眠、不安、焦燥感、頭痛、吐き気・嘔吐、せん妄（意識が混濁し幻覚や妄想などが生じる）、震《ふる》え、痙攣《けいれん》発作などの離脱症状が現れ、なかなかやめられなくなります。安易な睡眠薬の使用は非常に危険です。

また、子どもに睡眠薬を飲ませたときに、逆に目が冴《さ》えたり、テンションが上がったりするなどの**奇異反応を起こすことがしばしば**あります。これは、子どもは前頭葉などの抑制系の脳の発達が十分でないので、そこの部分が薬によって眠ってしまい、興奮系が活発化してしまうためだと考えられます。

メラトニンや市販の睡眠改善薬もリスクあり

最近、メラトニンやオレキシンといった、睡眠リズムや覚醒維持に関わる神経系に作用する新しいタイプの睡眠薬が出てきました。理論的には自然な眠気をもたらすようでよさそうなのですが、実際に使ってみると翌日に眠気が残ることも少なくなく、評価はまだまだこれからです。

メラトニンは睡眠リズムの乱れには一定の効果があり、アメリカではサプリメントでとるのがポピュラーですが、一般的な不眠には効果が乏しいようです。また、長期的に服用すると、**体本来のメラトニン生成がセーブされるリスク**もあります。そのほかの睡眠サプリメントも効果は限定的で、長期的な安全性はほとんど検証されていません。

医師の処方箋がなくてもドラッグストアなどで買える市販の睡眠改善薬がありますが、これもおすすめできません。風邪薬やアレルギー治療薬の副作用の眠気を利用したものではほとんどが抗ヒスタミン薬ですが、これらの薬は不眠症を対象とした臨床試験で、長期的な効果と安全性が確認されていません。注意書きに、「一時的な不眠に使用すること」「不眠症の診断を受けた人は使用しないこと」と書いてあります。抗ヒスタミン作用は耐性が形成されやすいので、**連用するとどんどん飲む量が増えていく恐れ**があります。

ベンゾジアゼピン系の睡眠薬には、リラックスを促す抗不安作用や筋《きん》弛《し》緩《かん》作用がありますが、残念ながら、**記憶の定着を阻害**する作用も報告されているんですよ。記憶力が低下する薬なんて、受験生はもちろん誰しも飲みたくないでしょ？

記憶と睡眠についても、ちょっとだけ説明しますね。

近年、勉強した知識を脳に定着させるのに、睡眠が重要な役割を果たしていることがわかってきました。睡眠にはノンレム睡眠（深い睡眠）とレム睡眠（夢を見ている浅い睡眠）があり交互に出現していますが、記憶をつかさどる脳の海馬や記憶したものを大脳皮質に刷り込むには、どちらの睡眠も必要なんです。レム睡眠で記憶を整理し、ノンレム睡眠で定着させるのです。

長期的に記憶をきちんと保持しようと思ったら、勉強したあとに、ノンレム睡眠とレム睡眠が十分に出現する睡眠をとらなければいけないということです。中学生なら最低9時間は眠らないとダメ。寝ることも勉強の一部と考えてください。

〝緊張して勉強も手につかない〟〝試験のときに頭が真っ白になって頭が回らない〟など、不安や焦燥がかなり強い場合には薬物療法も検討しますが、**薬を使う場合でも、ベンゾジアゼピン系の抗不安薬は使用しないほうがよい**と思います。私は不安障害にも適応のあるＳＳＲＩの中で、海外の臨床試験で未成年における有効性が認められている薬を、少量から慎重に試しています（お悩み22参照）。

何度でも言いますが、私は基本的には睡眠薬をおすすめしません。まずは眠りやすくなるように、生活を見直してみましょう。高校受験のプレッシャーから緊張して眠れないのであれば、睡眠薬よりリラクゼーション法を身につけるほうがよいでしょう。いろいろな方法がありますが、腹式呼吸を用いた簡単な瞑想法をご紹介します。親子で試してみてください。

安眠のための瞑想法

ヨガでいう「屍《しかばね》のポーズ」。照明を落とした静かな寝室で、パジャマを着てそのまま寝られる状態で行います。コツは**鼻の両穴から上唇の真ん中を結んだ三角形に、自分の呼吸する空気が触れていることにただただ注意をおく**こと。慣れてくると、頭で呼吸を数えなくても、自然なリズムで呼吸を感じとれるようになってきます。たったこれだけのことで自律神経のバランスが整い、心拍数が減少し、リラックスして眠りに入りやすくなりますよ。

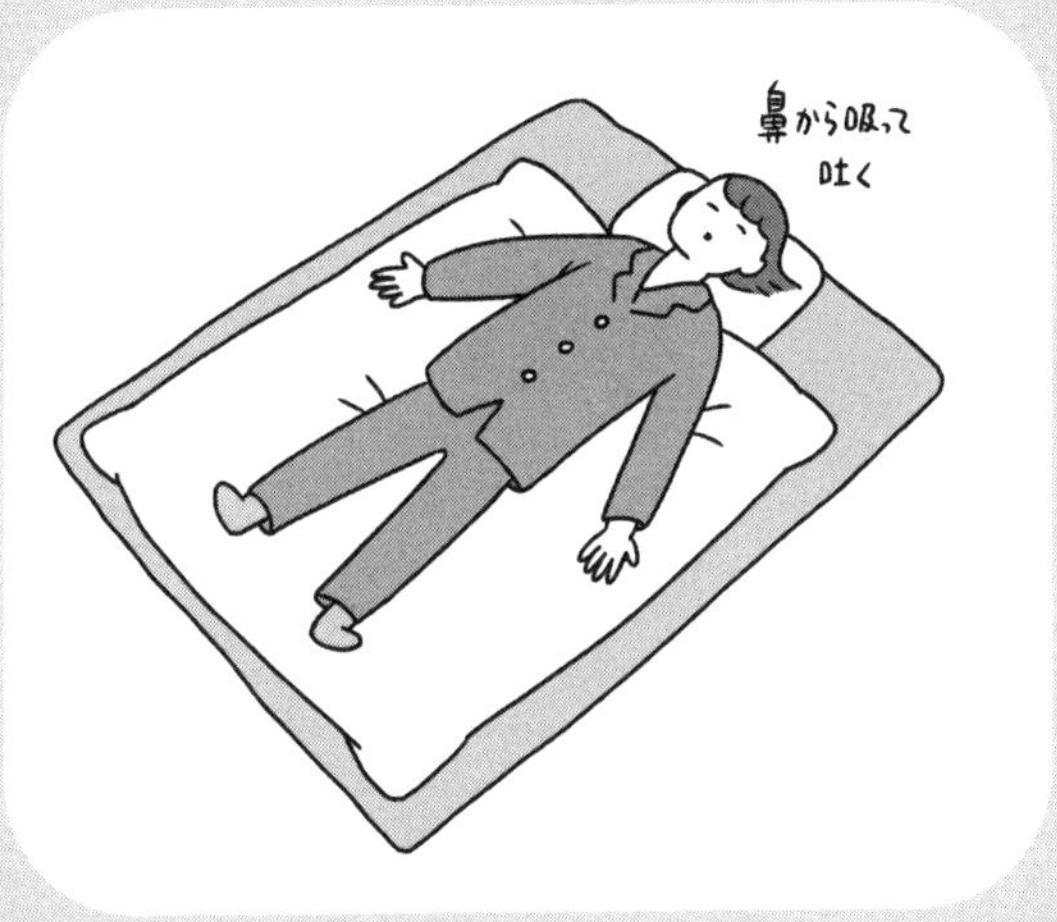

1 布団の上に仰向けに寝る。両足は肩幅くらいに、
腕も脇の下にこぶしひとつ入るくらい自然に開いて、
手のひらは天井に向ける。手足の力を抜いてだらっと脱力。

2 鼻から息をゆっくり吸いながら
頭の中で「いち、にー、さん」とカウント。

3 息を止めて「いち、にー」。
続けて息を少しずつゆっくり吐きながら
「いち、にー、さん、しー、ごぉ」とカウント。1セット×4回

COLUMN 3

日本人の眠りは世界最低水準。安眠のコツは？

経済協力開発機構（OECD）の統計（Gender Data Portal 2019）によると、主な先進国30カ国の中で、日本人の睡眠時間及び睡眠の満足度はワーストワンでした。子どもの睡眠を正すには、お手本となる親の睡眠改革も必須です。安眠のための8か条は、**体内時計を整える生活習慣の改善ポイント**。毎日続けていれば自律神経が整ってくるので、更年期の不定愁訴や「コロナうつ」も改善します。デジタルデトックスとともに、家族全員で早寝早起き生活にチャレンジしてみませんか？

〈安眠のための8か条〉

1 睡眠覚醒リズムを整えるために、**起床時刻は一定に**。朝起きたら日光を浴びる。

2 **朝ごはんを食べる**。規則正しい食生活は重要。栄養のバランスも重要。

3 寝る前には食べない、水分をとりすぎない。**就寝の4時間前**からカフェインや油や糖分の高いものをとらない。

4 お風呂はゆったり湯船に浸かりリラックス。**寝る1時間前には入って**おく。

5 一日に**1時間程度の適度な有酸素運動**を習慣づける。ただし眠る4時間以上前に行う。

6 次の日の「**やることリスト**」を夕方のうちに書き出し、ベッドに入る前に気がかりなことを整理しておく。

7 思春期になったら、きょうだいとは**別の部屋で眠る**。ベッドルームは暑くもなく寒くもなく、暗く、静かに。寝るための快適な環境作りを。

8 寝室は寝るためだけの部屋。ゲームやスマホなど**刺激となるものを寝室に置かない**。寝る前には、テレビ、ゲーム、パソコン、スマホなどから離れて、読書や瞑想など、30分ほど「落ちついた時間」を作ることを習慣に。

ケース
3

がんばりすぎて朝起きられなくなったC子さん

お悩み18のお子さんのように、がんばりすぎた結果、朝起きられなくなって学校に行けなくなり、親に連れられて受診する子どもは少なくありません。C子さんもそのひとりでした。中学受験を目指して、小学校の高学年から塾に通っていたC子さんは、念願の志望校に合格。テニス部に入り、塾やピアノのお稽古もきっちり続けていたのですが、だんだん朝が起きられなくなり、ゴールデンウィーク明けから全く学校に行けなくなってしまいました。

食事の時間も惜しんで学校、部活、塾、習い事をこなす

1週間どんな生活をしているのか聞いてみると、「部活が終わって家に帰って、食事をし

たりお風呂に入ったりしてから宿題をしていると、日付けが変わってしまう。塾やピアノの日は晩ごはんを食べる時間もなくパンをかじっていた」とのことでした。

また、通学に片道1時間かかるため、朝6時に起きないと始業時間に間にあわない。毎朝、お母さんに無理やり起こしてもらって、朝ごはんも食べずに学校に行っていたそうです。これでは睡眠も栄養も足りず、体が拒否反応を示すのも当然です。

けれどもマジメなC子さんは、〝気合いが足りないのかな……〟と、自分を責めていたようです。

私は「中学1年生なら9〜10時間は睡眠時間をとらなければならず、そのためには夜9時に寝るような生活をしなければならないよ」と伝えました。ところがC子さんは、「宿題が多いのでやるのに時間がかかる。塾に行かないと授業についていけない。ピアノも小学校からやっていたのでやめたくない。部活もみんながやっているので続けたい」と言い張ります。

小学校までは**がんばればなんとかなってきたという自負**もあるし、また**親が喜び、さらに期待するので、それに応えたい、がんばりたいという思い**があったのでしょう。

そこでまずは、「睡眠をおろそかにしてはいけない。思春期に睡眠が足りないと脳の発達が妨げられる。**不登校になったのは脳を守るために体が拒否反応を起こしているから**で、無理やりこれまでの生活を続けていると精神病になるかもしれないし、それ以上に心疾患などで突然死を起こすかもしれませんよ」と医学的なリスクをきちんと伝えました。

そのうえで、「やりたいことはたくさんあるだろうけど、すべてはできないから、優先順位をつけないといけない。ピアニストを目指したいのなら、ピアノを最優先にすべきだし、テニスでオリンピックを目指すのなら部活を最優先にすべきだけど、あなたはどうしたいの？」と本人に聞いてみたのです。すると、「テニスもピアノもそこまで上手ではないし、勉強も授業についていけたらいいのかな」と少しほっとしたような顔でつぶやきました。

本来なら、中学生が片道1時間もかけて電車通学すること自体、無理があります。転校という選択肢もあったのですが、「がんばって入った学校なので通い続けたい」と本人の意思がはっきりしていたので、早寝厳守を条件に同じ学校に通うことになりました。

必要最低限の基本を見直す「ナマケモノのすすめ」

彼女のような負けず嫌いのがんばりやさん、完璧主義でサボることとの苦手な子どもに私が伝えるのは「ナマケモノのススメ」です。1日20時間は寝るといわれるナマケモノのように必要な睡眠と食事のために、**生活のなかの優先順位をもう一度考え直して、リストラできるものはしちゃいましょう**、と提案します。

「理想の睡眠時間は9時間だけどまずは最低8時間確保しよう。そして3食食べること。学校で居眠りしていたら塾に行っても意味がない。部活だってもっと気楽な部活に入ればいい。なんなら帰宅部でもよい。家でも省《はぶ》けるものは省いてみよう。ピアノは弾きたくなったらまたやればいい。お風呂なんか3日に1回に減らしても健康に害はない。最優先すべきは健康な体を作ることだよ」とアドバイスしました。

その結果、ピアノと塾はやめ、部活も美術部に変更。なんとか8時間は睡眠がとれるようになったら、元気が戻って学校に通えるようになりました。思春期女子としては、お風呂の優先順位は高かったみたいで、入浴は毎日欠かさなかったようです。

お母さんには「娘が健康に育ってくれるのが最優先ですよね」と念押ししておきました。お母さんは夫との関係がうまくいっておらず、「子どもに期待をかけすぎてしまったかもしれない。娘はそのせいで期待に応えようとがんばりすぎたのだと思う。いちばん大切なのはこの子の健康なのに」と涙ぐまれていました。**「勉強よりなにより子どもが健康に育ってくれればよい」**という本来の親の気持ちになってくれたことが、C子さんが本来持っていた自己発達力を促したのだと思います。

4章

いい子が危ない!? ときには引きこもりも必要です

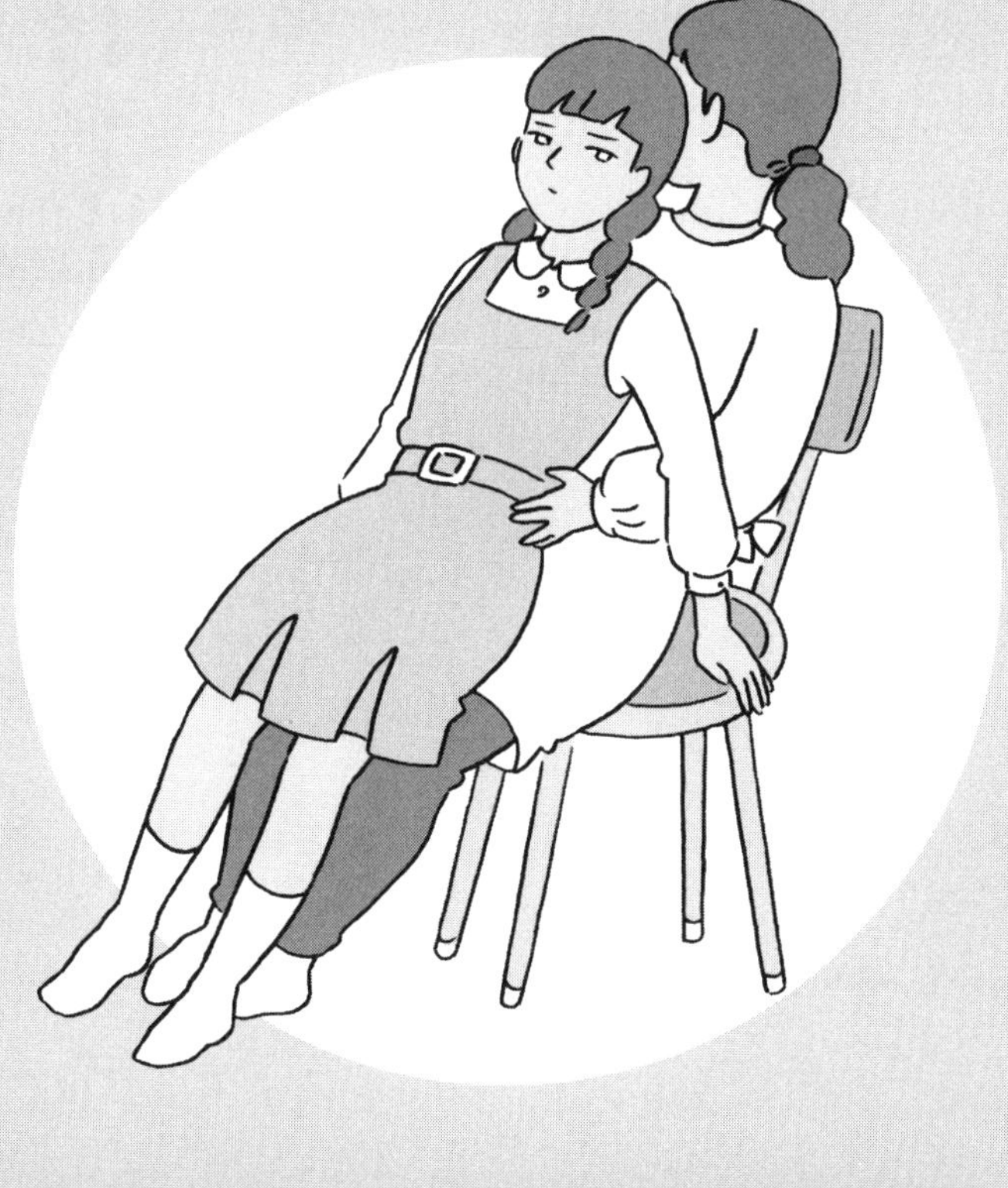

お悩み

20 反抗期がないけれど……

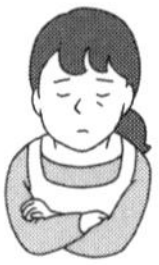

「ちっとも反抗期じゃない娘。
恋愛のこともなんでも話してくれます。
このまま仲よし親子でいたいのですが、
反抗期が遅れて来ることもありますか？」

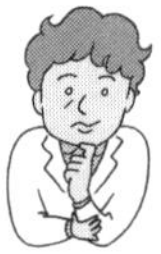

「脳科学的見地では思春期は30歳まで。
〝遅い反抗期〟はあり得ます」

反抗期がない背景にある〝親子密着〟

残念ながら、成人式を挙げたからといって脳が大人になっているわけではありません。アメリカ国立精神衛生研究所が実施した21歳までの脳の発達を調べる大規模な研究では、**10代の脳のつながりの完成度は80％程度**で、完成に至るのは20代後半〜30歳くらいとしています。つまり、脳科学的見地では、思春期は30歳まで続くということです。

最近では、**反抗期がないまま、10代を終える子は珍しくない**んですよ。２０１６年に明治安田生活福祉研究所が10代後半〜20代の若者５８０３人に行った「親子の関係についての意識と実態に関する調査」では、「反抗期と思える時期はなかった」は、女性35・6％、男性42・6％とともに高率でした。

いい子のまんま大人になる若者が増えた背景には、親子の密着が指摘されています。子どもの数が減って核家族化が進み、いわゆる〝友達親子〟が増えました。就職しても実家で暮らしたがる子が多く、母親のほうも夫よりも子どもといるのが楽しくて、手もとに置いて抱え込んでしまいがち。すると、子どもはいつまでたっても大人になれません。

動物は自分でエサを手に入れられるようになったら親のもとから巣立ちます。人間も本来、そうあるべきです。**高校を卒業したら、子どもは家から追い出したほうがいい**のです。

親離れ、子離れできない共依存の支配関係はいずれ破綻します。成人してからの反抗期は10代の反抗期よりもずっと深刻だという専門家もいます。

子どもの自立にとって親は〝障害物〟

そもそも反抗期は、親の考えや価値観が自分とは違うと気づくことから始まります。そのため、子どものためと思ってやってきたことも含めて親の考え方や生き方を否定してきます。「何のために苦労してここまで育ててきたんだ」と親なら誰もが嘆きたくなるでしょう。

でもね、子どもの自立にとって、親という存在はよくも悪くも〝障害物〟なんですよ。**親を否定しているわけではなく、親と違う自分なりの価値観を見出したい**だけなのです。

思春期は、自分がどんな人間なのか、何をしたいのか、アイデンティティを模索する時期です。自分のことがわからなくて混乱し、もがき苦しみ、悩みながら自我を確立していきます。それは親が手を出してはいけない領域です。

親子の距離は思春期のいちばんの発達課題。思春期になっても、小学生の頃と同じように親との距離が近いまま育った子は、成人しても自分のしたいことを思い切ってできなかったり、何かあったときに独りで立ち向かえず、心が折れやすいように思います。

もしかして、人目を気にして〝いいお母さん〟〝いい子〟を演じているところはないですか？　幼い頃の親密な関係を手放すのが淋しくて、物分りのいい親子になっていませんか？そうだとしたら、互いにもう少し本音をぶつけてみてもいいと思います。**あまりに居心地のいい家庭は、子どもの自立の妨げになるかも**しれませんよ。

現状に満足せず、自分で考えて新しい生き方を模索する、思春期の子どもの自然な自己発達力を受け容れてください。親にありのままの自分を認めてもらえない子どもは、自分に自信が持てないまま、人生に問題を抱え苦しむことになるかもしれません。

親の支配から逃れて自我を模索し巣立とうとする子を、親はひとりの人間として見守る。親子が物理的にも精神的にも離れることで、子どもは自立していくことができるのです。

お悩み

21

見知らぬ相手とのツイッター

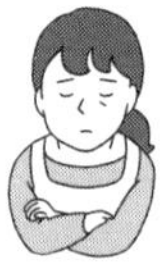

「希望の中学に入れたものの、人見知りでなかなか友達ができない娘が、ツイッターで友達募集をかけて知り合った30代の女性にいろいろ相談しているよう。内容はまでは見せてもらえず、見ず知らずの相手を信頼していいのか……。詐称《さしょう》している可能性もあるし、犯罪に巻き込まれないか心配です」

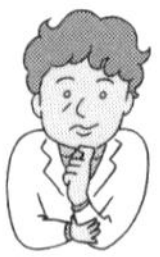

「人間関係の希薄さがネット被害を招きます。
リアルな世界が充実するまでは、
アカウントやパスワードを共有し、
親がセーフティネットの役割を担う必要があるでしょう」

脳が回避できないネットの落とし穴

本来ネットは、年齢も性別も人種もさまざまな人々が、時間と空間の制約を超えてつながることができる開放的なシステムです。コロナ時代に入り、より多くの人がコミュニケーションツールとしてSNSを利用するようになりました。子どもたちにとっても、ネットを通じて学校以外の人間関係が広がれば、自ずと自分と違った価値観の人ともつながっていく機会が増え、その子の価値観や可能性を広げていくことにつながると思います。

しかし、ネットには虚偽もたくさんあり、だまされて犯罪に巻き込まれる危険もある世界です。実際に、ネットで知り合った男性とふたりきりで会った10代の女の子が殺害される事件も少なからず起きていて、娘を持つ親としては本当に心配ですよね。

私が子どもの頃には「知らない人についていってはいけない」と親にさんざん言われましたし、うちの娘が通っていた保育園では「知っている人でもついていってはいけない」と教えていました。殺害された女の子たちも同じような教育を受けてきたはずですが、なぜ知らない人と簡単に会ってしまったのでしょうか？　彼女たちが不注意なだけでしょうか？

いいえ、そうではないでしょう。そこには、**対面せずに文字だけで急接近できてしまう、ネットの世界の落とし穴**があるのです。

本来、10代の女の子が見ず知らずの男性に会うということは、怖くて危険なことです。そういった場面では、お悩み2でも述べた〝闘うか逃げるか〟をつかさどる扁桃体が活発になって警戒・緊張モードに入り、可能ならばそういう状況を避けようとします。これは人類が自然界で生き延びるために、何十万年もかけて遺伝子に刻みつけてきたアラーム機能です。

ところがネットの世界に人類が足を踏み入れたのはたかだか20年。**ネットの中でサバイバルするための脳のアラーム機能は不十分です**。そのため文字や画像だけのコミュニケーションであっても十分気持ちが伝わって、親しくなったような錯覚に脳が陥りやすいのです。

娘さんのように人見知りで社交不安の傾向がある子は、警戒心が強く、現実世界であれば、よく知らない相手を簡単に信頼することはまずありません。しかしその一方で、**社交不安の強い人ほど心の底では人と親しくなりたいという気持ちが強い**のです。そのため、脳のアラーム機能がうまく作動しないネット空間で何度かやりとりが続くと、まるで長年の親友や恋人のような気持ちになってしまいがち。そんな状態で現実に会うことになってしまったら、アラーム機能がオンにならず、危険な目に遭うことも十分あり得るわけです。

これは脳がまだ発達途上な10代の子たちだけの問題ではありません。「国際ロマンス詐欺」といわれる事件では、分別があるはずの中高年の女性たちがまんまとだまされて、何度も大金を振り込みました。ネット上の交流サイトで知り合った外国人の詐欺師に、会ったこともないのに恋人や婚約者になったかのようにふるまわれ、その気になってしまったのです。

ネット被害を防ぐのは信頼できるリアルな人間関係

ネットでだまされる人たちの共通点は、現実の世界で充実した人間関係があまり築けていないことです。現実の世界で気楽に相談できる相手がいないため、客観的な意見を聞くチャンスが少なく、ネットの世界の落とし穴にハマりやすいのでしょう。

ネットの世界における人類のアラーム機能がまだ十分に発達していない現状では、まずはリアルな世界を充実させて、困ったら相談できる人を身近に作っておくことが重要です。

娘さんは現実に行きづまりを感じていて、よけいにネットの世界に傾倒してしまっているのかもしれません。リアルな世界が充実するまでは、親がネットの世界のリスクをわかったうえで、上手に活用する方法について子どもに教える必要があるでしょう。

未成年のうちは、ＬＩＮＥやツイッターなどの内容を把握できるように、**アカウントとパスワードを親に共有させる**のも一案です。

お悩み

22

赤面恐怖

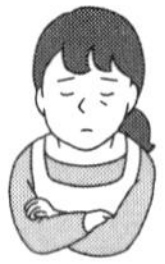

「高1のとき、授業で当てられて答えられなかったことが数回あり、
人前で話す場面になると真っ赤になり震えて発言できなくなりました。
中学までは活発な明るい子だったのに、
最近では、人と目を合わせるのも避け、学校も休みがちです」

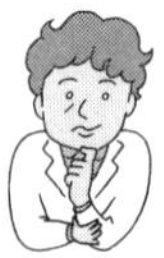

「人前で過度に緊張してパニックになるのは
思春期に多い「社交不安障害」です。
学校と相談して、恐怖や不安の対象からの避難場所を
校内にも確保してあげましょう」

小さな失敗が人目を気にするきっかけに

恐怖や不安は、危険を察知して生き伸びるために**すべての生き物が持っている本能**です。恐怖や不安を感じると、ノルアドレナリンが放出されて脳の扁桃体が活発になり、より多くの血液を送るために心拍数や血圧が上昇。すぐに動けるように筋肉が緊張し、酸素を素早く取り込むために呼吸数が増えるなど、脅威に対抗するために自律神経が興奮状態になります。何度もお話ししている「闘うか、逃げるか」反応ですね。脅威が去ればノルアドレナリンは自然に体内で代謝され、この反応はおさまり、心身ともに落ちつきを取り戻します。

差し迫った恐怖がなくても、人間は将来のことを考える動物なので誰もが漠然とした先の不安を抱えています。それが度を超えて、ノルアドレナリンが過剰に増えてくると、自律神経の興奮をもたらすだけでなく、悪夢、過覚醒、フラッシュバック、パニック発作といった症状を引き起こすことも。日常生活に支障をきたすまでになると、「不安障害」という病的な状態と考えられ、治療の対象になります。

不安の対象はさまざまですが、不安障害の中でも多いのは、**対人緊張が強く、それが高じて人前で何かをすることを過剰に恐れる「社交不安障害（SAD）」**です。そして、社交不安障害の発症時期で最も多いのが実は思春期で、男子より女子に目立ちます。

もともと内気というわけではなく、むしろ明るく社交的な性格だったのに、授業で当てられていつになく緊張して答えられなかった、というような体験をきっかけに発症するケースは典型的で、思春期にはけっこう多いんですよ。

思春期になると、それまでは人の目なんておかまいなしに自分の世界で遊んでいたのが、あるとき人が自分を見ていると気づき、急に周りを意識し始めます。いわゆる自我の目覚めってやつですね。それ自体は自然な成長の過程ですが、思春期ってなんでも過剰に感じちゃうでしょ。ふとしたときに周りの目を意識しすぎて、緊張で頭が真っ白になって、声が震えたり、汗がどっと出たり、真っ赤になってしゃべれなくなったりすることがあるんです。また同級生たちもガキだから、笑ったり、はやし立てたりして、ますます本人を追い込んでしまうということもありがちです。

大人になってみると、そんなこと大した失敗じゃないとわかるのですが、思春期には恐怖や不安を感じる扁桃体が過敏になっているから、反応が強く出やすいんですよ。また、扁桃体のそばには記憶をつかさどっている海馬があり、同じような状況に置かれると、過去の恐怖感が再び想起されて、動悸や発汗、赤面などの恐怖反応を引き起こしてしまいます。

〝またあの症状が出るのでは……〟と考えただけで萎縮してしまい、全くしゃべれなくなったり、学校に行けなくなる子も珍しくありません。

症状を引き起こしているノルアドレナリン系の過活動や自律神経の興奮を静めるためには、まず恐怖や不安を感じる**脅威から離れて、安全な場所、安心できる人のそばにいる**ことです。たとえば、学校では教室の席をほかの生徒の視線から外れる場所や、後ろの出口近くにする。教室以外に人の声が聞こえない空間など安心と感じられる場所を確保して、休み時間やいざというときに避難できる場所を設ける。保健室登校や別室授業という方法もあります。不安を感じるようなことを考えないようにするためには、**瞑想やマインドフルネス、呼吸法**で自律神経の興奮を鎮めるのも効果的です。

恐怖や不安をコントロールするセロトニン

社交不安障害の治療には、抗うつ薬として知られるＳＳＲＩが効果的です。ある程度の時間はかかりますが、服用を続けていくとノルアドリン系にブレーキをかける神経伝達物質のセロトニンが増えていき、不安や恐怖が和らいできます。薬で症状が安定したら、認知（物事に対する考え方や受けとめ方）と行動に働きかけて思考のバランスを整えていく認知行動療法など、精神療法（お悩み28参照）を開始します。

社交不安障害やうつ病にセロトニンがどのように関わっているか、詳しいことはわかっていませんが、セロトニンの不足によって恐怖や不安が高まることは間違いなさそうです。

　分泌されたセロトニンの余りはリサイクルされ、「セロトニントランスポーター」で再度取り込まれて使い回されるのですが、日本人はセロトニントランスポーターが少ない人が多いことがわかっています。つまり、日本人は遺伝子レベルで不安が強く、リスクを想定して慎重になる傾向がある民族なんです。でも、大丈夫。セロトニンは生活習慣の中で、自分で増やすこともできるんですよ。

セロトニンを増やす5つの生活習慣

①朝、早起きして日光を浴びる

　セロトニン神経は、**朝、太陽の光を浴びることで活性化**します。早く起きて、決まった時刻に朝日を浴びることで体のリズムが整い、日中の脳や体の働きがよくなります。

②セロトニンを作る栄養素を含んだバランスのよい食事をとる

　セロトニンの材料となる**トリプトファン**は大豆製品、乳製品、卵、バナナ、ピーナッツなどに、セロトニンの合成を助ける**ヘム鉄**や**ビタミンB6**はレバー、ヒレ肉、青魚など、神経細胞のエネルギー源である炭水化物は穀物や芋などに豊富。バランスよく取り入れて。

③リズム運動をする

運動するとセロトニンをはじめ、ドーパミン、エンドルフィンなど幸福感に作用する神経伝達物質が分泌されます。ウォーキングやジョギング、水泳、自転車など、一定の間隔で体を動かすリズム運動が有効です。また、食事のときによくかむことや、ガムをかむのも効果あり。**普段から一定のリズムを刻むことを意識しながら体を使えば、自然とリズム運動に。**

④たくさん話してよく笑い、触れ合う

笑うことはセロトニンの分泌につながります。また、グルーミング（お互いに触れ合うこと）も効果的。**会話を楽しみながら、体をさすったりなでたり**スキンシップを行って。

⑤ゆっくりめの音楽でリラックス

脳波のα波を出す、リラックスできる音楽がセロトニンを増やします。**目を閉じて聴くと、よりα波が出やすい**のでおすすめです。セロトニンは腹式呼吸によっても活性化されるため、歌うことや管楽器を吹くのもいいですね。音楽のテンポは平常時の心拍数と同じくらいの1分間に60〜80回程度、ややゆっくりめの曲がよいとされています。

お悩み

23

「できる子」が引きこもりに……

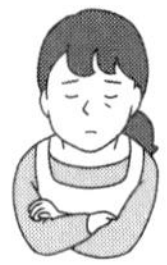

「誰とでも仲よくできる手のかからない子でしたが、小6から体調不良を理由に休みがちに。中学に入ってからはコロナ禍で休校が続いたので安定していましたが、学校が再開したら『学校が合わない』と家に引きこもるようになりました。転校や留学など提案しても『わからない』の一点張り。部屋でゲームばかりして、ときには汚い言葉で罵倒《ばとう》され……。これまでは好きなようにさせてきましたが、勉強も一切しておらず、将来が心配でたまりません。高校受験もあるし、ある程度〝圧〟を加えたほうがいいのでしょうか？」

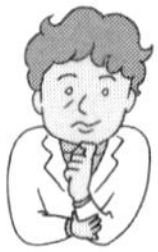

「〝過剰適応〟から脱皮しようともがいている大切な時期。圧を加えていいことは何もありません。子どもの自己発達力を信じて、〝立ち止まること〟を認めてあげてください」

最優先は子どもに安心安全を与えること

新型コロナ感染症拡大の影響により、これまで休みがちだった子どもが完全に不登校になるケースが増えました。コロナ禍で休校措置がとられたことで、新年度にクラスでの人間関係を作ることができなかったことなどが指摘されていますが、悩みの原因は複雑にからみ合っているもので、子どもによって事情や思いはそれぞれにあるはずです。

やる気が出ないのはなぜか、イライラの原因はどこにあるのか、話し合って一緒に考えてあげたい。そう思うのが親心でしょう。しかし、思春期の子はそう簡単に心を割って話してはくれません。親が解決策を持っていたとしても、当の本人に聞く気がなければ伝わりません。本人が相談に来るまで待つしかないのです。

もどかしいけれど、親に話さなくなるのも、秘密を持つのも、正常な発達の証です。子どもが悩むことを認めてあげてください。**すぐに結論を出さなくていい、時間をかけてゆっくり考えればいいし先延ばしもアリ、と認めてあげる**のです。いちばんにすべきことは、子どもに安心と安全を与えることです。まずは休息、ひと休みさせてあげましょう。

無気力やイライラの感情は、子どものＳＯＳです。毎日の生活に心身ともに疲れているのです。特に小さい頃から手のかからない「いい子」が、思春期になったある日、突然学校に行けなくなるというケースはとてもよくあります。幼い頃からがんばって周囲に「過剰適応」してきたけれど、いい子でいるエネルギーが切れてしまったんです。

いい子でいられるということは、多分、ほかの子より前頭葉がちょっとだけ早く発達していて、感情の抑制がきくのだと思うんですね。子どもらしい感情や欲望を抑えて周りに合わせることができちゃう賢い子。親や先生からは「できる子」として期待され、友達からも何かと頼られたりして、**意に添わなくても〝つい、いい子〟をやってしまう**。前頭葉の発達は男子より女子のほうが早いこともあり、過剰適応タイプは女子に目立ちます。

とはいえまだ10代ですから、思春期を迎えて脳の情緒的な部分がすごい勢いで発達してくると、前頭葉が本能を抑えきれなくなってきて、周りにとっての「都合のいい子」ではいられなくなります。それは自然なことで、そこで方向転換できればいいのですが、**過剰適応の子は自分への期待値も高く、周りの期待に応えられない自分が受け容れられません**。

だけど自分では言語化できないものだから、おなかが痛くなったり、血圧が下がって起きられなくなったり、体に症状が出てくる。それだけすごく無理をしてきたわけで、その子たちにとって学校はまさに戦場です。お子さんは学校を休ませてもらえて、戦線離脱できたことで本当に救われたと思いますよ。

圧を加えるのでなく、「今、できたこと」を評価

お母さんは進学についての必要な情報を子どもに伝えようとしているようですが、逆に罵倒されてお手上げのようですね。でも、子どもが親を罵倒してくるときは、**その引き金となる不用意なアクションが親にあったはず**なんですよ。好きなように自由にしていいと言いながら、親は無意識に自分の理想を子どもに話しています。子どもは親の言動から敏感にその期待を察知し、プレッシャーに感じているかもしれません。

不登校が長引き、進学などの差し迫った問題が出てくると、親のほうが焦ってしまいがち。できないことばかりに目が行き、つい皮肉を言ったりして、子どもを追いつめてしまいます。私が診ている不登校の子を持つ親たちも、不安が高じて子どもに批判的になり、「安全基地」としての機能を十分に果たせなくなっているケースが多いんです。

心配のあまり「学校に行かないと落第してしまうよ」など、追いつめるような言葉を投げかけたりしなかったでしょうか？　言葉に出さなくても、近所の目を気にするような素振りをしていなかったでしょうか？　親が不安になっていては、子どもは家にいても心が休まりません。そんなつもりはなかったとしても、子どもを傷つけてしまったのなら、進学の話をつめる前に、まずはそのことを謝罪しなければならないですね。

不安な気持ちはわかりますが、**親として、安心できる「安全基地」の役割をちゃんと果たしたうえでの助言でなければ、子どもの心に届くはずもありません。**

将来ではなく、子どもの〝今〟を見てください。親ができることは、安全・安心な引きこもりの場を提供し、子どもが傷ついた自我（自尊心や自信）を癒し、エネルギーを蓄えられるような関わりを心がけてやることです。赤ちゃんのときには何度転んでも温かい目で見守り、立ちあがったときには「立てたね」「がんばったね」とほめていたはず。「なんで転んでいるの、転ばないようにしなさい」などとは言いませんでしたよね。初心に返り、**失敗だらけでも今の子どもを承認し、できたことを評価して喜ぶ**関わり方をしてあげてください。

その子の特徴に合わせた勉強のサポート体制を整える

親以外の大人との関わりも重要です。祖父母、学校や習い事の先生、家庭教師など、自分のことを気にかけてくれる大人の理解者がいると、不安が軽減したり、自信がついたりして、子どもの言動もかなり変わってきます。親にとっても、自分以外に子どもの理解者がいることで落ちつきを取り戻し、子どもへの接し方に余裕が出てきます。

本人の意思を尊重するということは、丸投げすることではありません。**余計な口をはさま

ないけれども、いつでも相談に乗れるという姿勢を示し続けることが大切です。

安全基地が確保できた子どもは、自ずと外に向かっていきます。進路についても自分から希望を口にするようになりますから、そのときは本人の意思を尊重しつつ、現実的な提案をしてあげるといいですね。

今は不登校の子どもの受け入れに力を入れている私立高校も増えてきたし、フレックス制や通信制、サポート校、高校に行かなくても高認（高等学校卒業程度認定試験）を取得するなど、選択肢はいろいろあります。

大切なのは本人が決めることです。親や教師が進路を誘導した場合、高校に入ってつまずくケースが多いんですよ。なかなか決められないかもしれませんが、時間がかかっても本人に選ばせましょう。自分なりに考えることで主体性が育ち、思春期以降の自立にもつながります。

引きこもった子はもともと対人関係に過敏で、現実以上に不安を強く感じている場合もあり、中には不安が強過ぎて、どうしても外に出ていけない子もいます。そういう場合は、敏感過ぎる感覚を正常レベルに調節する薬物療法を併用することも有効だと思います（お悩み22参照）。

お悩み
24 赤ちゃん返り

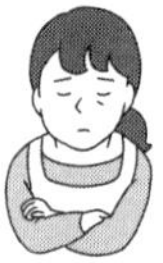

「幼い頃からひとり遊びが上手で、先生からも頼りにされるような大人びた子だったのに、不登校になってからやたらとベタベタしてくるようになりました。娘が幼いときに離婚し、働きづめであまり一緒に過ごしてこられなかった負い目もあり、応えるようにはしていますが、私自身はスキンシップが苦手なので正直とまどっています」

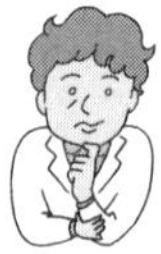

「淋しさを抱えてきた娘の孤独を受けとめて、
十分に甘えさせてあげて。
お母さん自身も自分を責めないで、
娘との時間を楽しみながら、
自分が幸福になることも考えましょうね」

思春期に噴出しやすい「アタッチメント」の問題

一緒にお風呂に入りたがったり、一緒の布団で眠りたがったり、急に抱きついてきたり。思春期の子が急に甘えてくることは、よくあることです。見かけは大きくなっていても、脳はまだ子どもですからね。ただ、まるで赤ちゃん返りしたかのように、極端にベタベタしてくることが続く場合は、「アタッチメント」に問題を抱えているのかもしれません。

アタッチメントとは、**子が母親にくっつくことで危機的な状況を回避し安全を確保すること**を意味しています。１９６０年代にイギリスの児童精神科医ジョン・ボウルビィによって確立された概念です。日本では「愛着」と訳されているため、「愛情」と混同されやすいですが、本来は赤ちゃんが他人に自分のことを守ってくれるように仕向けるためのしくみです。

たとえばカルガモのヒナは上空にカラスを見つけたときに、急いで親カルガモにくっつくし、親カルガモも羽でヒナを抱えます。これがまさにアタッチメントで、赤ちゃんと母親の双方に遺伝的に身についているものです。

理想的な母子関係では、母親が赤ちゃんの表情や泣き声の意味を受けとめ、おなかがすいているからミルクをあげよう、おむつがぬれているから替えてあげようとします。すると、赤ちゃんは自分の働きかけに対して**いつも愛情のこもったケアをしてもらえるという安心感**

と自分は大切な存在なのだという自尊感情を得て、母親に対する基本的信頼感を築いていきます。その積み重ねの中で、母親は子どもに対して過剰なあるいは無理な働きかけをすることが減り、子どもも過剰な要求や過剰ながまんをすることが少なくなるんですね。

ところが、仕事が忙しくて一緒にいる時間が持てない、望まぬ妊娠で愛情がわかないなどで、母親が子どもの存在や自分が母親であることに否定的な感情を抱いていて、子どもの情動に気づく能力はあるのにスルーしてきた場合、あるいはもともと子どもの表情などから情緒や状態を読みとる力が弱い場合には、アタッチメントに問題が生じてきます。

そういうケースでは、子どもは母親に接近して接触を求めることも、不安な顔を向けたり、涙を見せるといった母親へのシグナル行動もしなくなります。お悩み23でも触れた聞き分けのよい子、「過剰適応」になっていき、**母親への信頼感と自分を大切に思える自尊感情を築くことができないまま成長していくことがよくある**のです。

思春期は母娘の関係を築き直すチャンス

娘さんの場合も、幼少の頃からの母子間の交流の中で不安があり、アタッチメント（くっつきたい）が必要な場面でもがまんすることができる能力もあったのでしょう。お母さんはそれを**手のかからない〃いい子〃だと認識してしまい、いい子であることをほめ、さらに聞き分けよくすることを求めていたのでは**ないでしょうか。そういうことをくり返しているうちに、過剰適応のクセがついてしまったのかもしれません。

娘さんはお母さんとうまく築けなかった関係を築き直そうとしています。それは大きな進歩です。学校に行けなくなるほど追いつめられていても、母親に甘えられない、気持ちが伝えられない子も大勢います。今は、十分に甘えさせてあげてください。

かといって、**離婚したことを負い目に思うことはありません**よ。破綻《はたん》した夫婦関係を無理に続けるくらいなら、離婚したほうが子どもにとってずっといいと思います。

ただどんな事情があれ、娘さんが淋しい思いをしていたということは事実ですから、その気持ちに十分共感しながら受けとめてあげてほしいと思います。**お母さんが安全基地だと認識したら、自然におさまり、外に目が向く**ようになるでしょう。

母親は普段から子どもの欲求や状態の変化などに関心を向けていて、適度に敏感である必要はあります。と同時に、自分の感情や状況に左右されて、子どもに対して過剰なあるいは無理な働きかけをしてしまうことがないよう心がけなくてはなりません。子どもとの関わりは一方向でなく、母親自身も子どもと一緒にいたり、話したり、遊んだり、触れ合ったりすることが、自然で楽しいと思えることが重要です。

けれども、安全基地の役割が果たせていない母親は、自身がその親との関係で同じ問題を抱えていることが多いんですね。心の傷みに寄り添ってくれるパートナーがいればいいのですが、世の夫はたいてい自分のことで精一杯で妻にも子にも深く関わろうとしません。そんな夫（父親）の傍観者的態度が、妻（母親）をますます孤独の淵《ふち》に追いやり、代償として子どもに支配的になったり、過保護になったりすることにもつながります。

母親が安全基地の役割を果たすには？

このような負の連鎖を断ち切るには、まずは母親自身が幼い頃にうまく築けなかったアタッチメントの問題に気づき、そのときから持ち続けている心の傷を受けとめて、折り合いをつけることが必要です。自分の中にいる幼い自分、「インナーチャイルド」を、自分自身でいたわり慈しんであげるのですが、なかなかしんどい作業です。独りで抱え込まないで、**ちょっと弱音をはける相手を複数持って**ください。

この「複数」がポイントで、アタッチメントの問題を抱える人は感情の渦《うず》に飲み込まれやすく、人との適切な距離をはかれない傾向にあります。〝この人はわかってくれる〟と思うと、その人にわーっと集中してしまい、相手から思うような反応が得られないと、恨めしくなって攻撃的になることも。結果、信頼できる人まで失ってしまうことがよくあるんです。

　どんなに親しい間柄になっても、１００％わかってくれる人は存在しません。安心できる、尊重してくれる、守られていると感じられる関係であればよいのです。この人にというように使い分けて、家族や友達だけでなく、教師や保健室の先生、スクールカウンセラー、専門医や心理士、自助グループなどいろいろな立場の人と話してみるといいでしょう。

　私の診療では、可能な場合は関係者全員で子どもの話を聞いていきます。**なぜ引きこもってしまうかをみんなで整理して理解し、その子のつらさを共感していく**中で、母親が安全基地としての役割に喜びを見出し、その機能を発揮してくれるようになることがよくあります。

　中には、何回面接しても常に子どもに批判的で「全然よくなっていない」と言い張り、「できていないこと」ばかりを嘆く母親もいますよ。そのような場合は、母子一緒の面接時には、母親の子どもへの批判的、否定的な発言を子どもの側からとらえ直し、それがどんなにつらいことかを共感するように話し、さらに母子別々に話す時間を設け、それぞれの安全基地の役割を私が担います。子どもだけでなく、母親の不安やつらさに共感していくことで、母親のアタッチメントの問題が改善し、家族関係がよくなったり、母親は相変わらずでも、担当医である私というささやかな安全基地を使って、子ども自身の自己治癒力や自己発達力で回復してくれることもあります。

引きこもりからの回復には「安全基地」が必要です

安心安全なベースキャンプがあってこそ、外の世界に羽ばたける

子どもは元来好奇心旺盛なものですが、母親という「安全基地」が確保されて初めて、安心して外界を探索しようという意欲を持てます。

安全基地（Secure Base）とは、アメリカの心理学者メアリー・エインスワースが１９８２年に提唱した概念です。子どもは親という安全基地があってこそ外の世界を探索できるわけです。

知らない人に出会った幼児は、不安になって母親にしがみつき、くっついて安心感を得ます。母親はくっついて安心感を提供するだけではなく、「怖かったねえ」「びっくりしたねえ」など、幼児の気持ちを汲んだ言葉かけをします。すると幼児は自分の**傷ついた気持ちをわかってくれたと思い、自尊心が回復**していきます。

さらに「あの人は、おまわりさんだから怖い人じゃないよ。ほら、手を振ってごらん」と母親に促され、恐る恐る手を振ってみると、おまわりさんがにっこり微笑んで手を振り

返してくれた。おまわりさんが安心できる人だとわかった幼児は、母親から離れて未知の世界へ出かけます。

このようにして、幼児は母親とのアタッチメントを礎《いしずえ》に外の世界と関係を持つようになっていきます。私は思春期の引きこもりが回復していくステップも同じように考えていて、大きく4つの段階でとらえています。

Step1　安全基地の確保

引きこもりの子どもには、引きこもらなければならないほどの大きな不安や挫折があったはず。まずは、**家にいれば守られていて安心だと感じられる環境を作ってやる**ことです。

Step2　子どもの気持ちを汲んだ言葉かけ

もう小さな子どもではないので工夫が必要です。大きな不安や挫折が何から起こっているのか、**時間的経過、因果関係を整理しながら聞き、つらさを共感し、ときには一緒に怒り、傷ついた自尊心を癒して**やらなければなりません。これは親だけでは難しく、教師やスクールカウンセラーなども一緒になって行ったほうがスムーズで、専門家が関わったほうがよい場合もあります。

COLUMN 4

Step3　安全基地の外にいる人たちとの交流を促す

　これも親だけでは難しく、教師の橋渡しが必要でしょう。学校はそんなに怖いところではないことを伝えるわけですが、思春期の子が納得できるような理屈が必要ですし、**実際に学校が怖い場所ではないことが大前提**です。

　子どもの立場になって考えれば、友人や教師、部活などの人間関係に危険で怖いことが潜んでいることも少なくありません。不安や恐怖が軽減できる具体的な取り組みや、必要な手立てがなされるまで待たなければならず、無理に学校に行かせなくてもよいと思える場合もあります。

　そういう意味でも、**オンライン授業は有効**だと思います。実際に、青森市ではコロナ禍の２０２０年度にすべての市立中学校でオンライン授業を導入したところ、不登校だった生徒が学校再開後に登校できるようになった割合が、コロナ前の２０１９年度に比べてほぼ倍増しました。

　学校側もただオンライン授業を導入するだけでなく、不登校の生徒へのきめ細かいサポートがあったようです。登校を始めた生徒たちは、「やればできるのだという気持ちになった」と答えており、「勉強は嫌いではない」とも答えていました。

Step4「教室に入ってみようか」と促す

安全が確保できれば、「まず保健室登校から始めよう」と提案します。保健室の先生は養護教諭の資格を持っている教育者であり、子どもたちの心身両面のカウンセラー的存在として、とても頼りになります。保健室の先生に安全基地の役割を果たしてもらい、学校の中に子どもが安心感を得られる居場所を作るのです。「保健室に行ってみたらそんなに怖くなかった」という安心感を得て、「自分で行けた」という自信を持てるような体験が積み重なってきたら、いよいよ最終段階。教室に入ることをすすめてみるわけですが、このときも親や教師、スクールカウンセラーが、**できたことをほめて、認めて、いたわってやる**ことが大切です。

これは認知行動療法の手法です。今、生じている問題を具体的にして、考え方や行動などの変えやすい部分から少しずつ変えていくことで、問題の解決をめざすのです。**思春期の場合は、行動からアプローチしていくほうが効果的**です。

ケース
4

親子で「明るい不登校」を目指したD子さん

「がんばりすぎちゃったんだねー。疲れたら休めばいいんだよ」。そう声をかけると、初めての受診でガチガチに身構えていたD子さんは、ふぅと小さくため息をつきました。

不登校が始まったのは中1の春。幼い頃から手のかからない子だっただけに、母親にとっては青天《せいてん》の霹靂《へきれき》です。無理やり登校させようとしましたが、担任からのアドバイスでしばらく休ませて様子を見ることに。好きなことをしてのびのびしている娘の様子に、すぐに学校に戻れるなと思ったのも束の間、あっという間に昼夜逆転。幻覚や悪夢にうなされ毎晩2時3時まで眠れず、母娘ともに疲れ果て、かかりつけ医の紹介で私のクリニックを訪れました。

先生もクラスもいいのに学校に行けなくて

いつも周囲を気づかうD子さんは、入学早々、いろいろな子にがんばって話しかけ、表面的にはすぐにクラスに溶け込んだように見えました。しかし、内面では警戒をとけず常に気を張っていたはずです。D子さんのような**過剰適応タイプの子は、人に合わせられる反面、自分が無理していることに気づかぬまま、ストレスをためこみ自爆することが多い**のです。

D子さんも自分が緊張している自覚はなく、「クラスの友達も先生もいい人ばかりなのに学校に行けない。自分でも何が嫌なのかわからないんです」と言います。そこで、「道を歩いていた猫が犬に遭遇したときにフゥゥーッ!! と毛を逆立てるでしょ。あなたの状態はそれと一緒。そんなに張りつめて学校に行ってたらそりゃあ疲れちゃうよ」と説明すると、目を丸くして、とまどいながらもはにかんだ笑顔を見せました。

小学校に上がる前に両親が離婚。以来、母とふたり暮らしのD子さん。仕事で保育園のお迎えが遅くなってもぐずらない聞き分けのよい子で、小学生になってからは家事も進んで手伝ういい子でした。ところが、不登校になってからは一転、母親に反抗的な態度をとったり、かと思えばベッタリ甘えたり。お母さんは、「離婚が原因ではないか、育て方が悪かったのではないか」と自分を責めていましたが、それは違います。

人一倍敏感なD子さんは、幼いながら親の顔色を汲みとってきたと思います。一方、お母さんは肩身の狭い思いをさせないようにと、女手一つで必死に娘を育ててきました。母も娘も互いを思い〝いい母〟〝いい娘〟であろうとがんばった。けれども、そのがんばりが本来の自分を抑圧することにもなり、思春期に娘の疲れがピークに達したのでしょう。プレ更年期のお母さんだって、限界寸前の状態でした。

母娘はライバルのようなところがあって、**母は娘に自分の嫌な部分を見て感情的になりやすく、娘は思春期ともなるとシビアに母親を観察**しています。一度こじれると、とことん傷つけあって、修復できないケースも少なくありません。ほどほどのところで折り合って、母も娘もラクになるには、一体、どうすればいいのでしょうか。

元夫と祖父母の協力で風通しのいい母娘関係に

私は、まずはお母さんが自分を大切にすることだと思います。**母親が自分のいいところも悪いところも含めて自分を大切に思えれば、娘のできないところもかわいいと思える**ようになります。そのためには自分の限界を受け容れて、人に甘えることも必要です。

幸い、娘と父親の関係は良好だったので、お母さんは元夫に協力を要請し、娘の相談に乗ってもらうようになりました。D子さんの性格は父親にそっくりで、10年以上離れて暮らしている元夫のほうが、ずっとそばにいた母親の自分より娘の考えていることを理解できるのだと、ちょっぴり悔しそうでした。

それでも、親子３人のグループラインも作って盛り上がっていたようです。話題といえば、D子さんの好きなアイドルの話や好きな食べ物のことなど他愛のないものでしたが、D子さんにとっても両親にとってもかけがえのない時間になっていたと思います。

離婚していても、お父さんとお母さんが仲よくしていることは、子どもの自己肯定につながります。元夫の悪口を子どもに言う元妻は結構多いのですが、子どもの父親を貶《おとし》めることは、その子の自尊心をも傷つけることになるので、絶対ダメですよ。

D子さんには、まず過敏なところを和らげるためにＳＳＲＩのレクサプロを処方。２カ月経ち、だいぶ落ちつきを取り戻したものの、幻覚や悪夢が続いていたため、抗精神病薬のエビリファイを３㎎錠の半錠追加しました。エビリファイはドーパミン神経系の働きを調整する薬です。**ドーパミンが過剰に出ていると、外から入ってくる情報に過剰な意味を感じとるようになってしまい、幻覚や妄想が現れやすくなると考えられます。**ただし、ドーパミンを過剰に抑えると、その人らしい生き生きした部分が失われ、感情表現が乏しくなり何もしたくなくなってしまうので、その人にとってちょうどよい量をみつけることが非常に重要です。

薬が功を奏して、D子さんは1週間ほどで幻覚や悪夢を見なくなり、よく眠れるようになりました。目に見えて意欲も出て、独りで外出できるようになり、母親の山形の実家に定期的に泊まりに行くまでになったんです。雑貨屋を営む祖父母は、学校の話には一切触れず、店番や事務作業など簡単な仕事を与えてその対価としてお小遣いをくれました。余計な口を挟まず、温かく見守ってくれるおじいちゃんとおばあちゃんの存在は、親以外の安全基地となりました。

娘を預けることを心配していたお母さんも、会社の同僚と飲みに行ったりして、いいガス抜きができたようです。

息抜きすると、自分を俯瞰《ふかん》する余力が出てきます。娘のできないところばかりに目がいっていたD子さんのお母さんも、いいところをほめるようになりました。「それでも、ちょっとよくなると欲が出て、ついダメ出しをしてしまう」と後悔していましたが、それでいいんです。人間、そんないっぺんには変われませんからね。**ちょっとずつ、ちょっとずつです。**

「いい子」をやめたら「ノー」と言える私になった

中2になったD子さんは、自治体が運営する不登校児対象の適応指導教室に通い始めました。少人数で時間も短いので、学校に行くよりハードルが低く、何より同じ境遇の仲間がいることが安心材料になったようです。

適応指導教室では、気に入らないことがあると先生に突っかかったり、教室の壁を蹴飛ばしたりということもあったそうで、お母さんもびっくりしていました。それでも、**ネガティブな感情も出せるようになったのはよかった**と、母娘とも肯定的に受けとめていました。

友達とのつき合い方も変わってきました。以前のD子さんは誘われると断れず、体調が悪くても無理につき合ったりしていましたが、段々と嫌なときは嫌だと言えるようになり、ラインにも依存しなくなりました。

中3になってからは適応指導教室で仲よくなった男子と、一緒に遊園地に行ったそうですよ。すぐに別れちゃったみたいだけど、それもまた青春ですね。

D子さんは、中学校へは戻れませんでしたが、高校は通信制高校に入学。Ｗｅｂデザインの勉強を始めています。やはり心身の波があって、学校に行けなくなることもありますが、D子さんとお母さんのスローガンは「明るい不登校でいこう」。別に悪いことをしているわけじゃないんだから、**学校に行けなくても明るく楽しいことをいっぱいやって笑っていこう**と話し合っているそうです。

5章

これって思春期？それとも病気？薬で治せるの!?

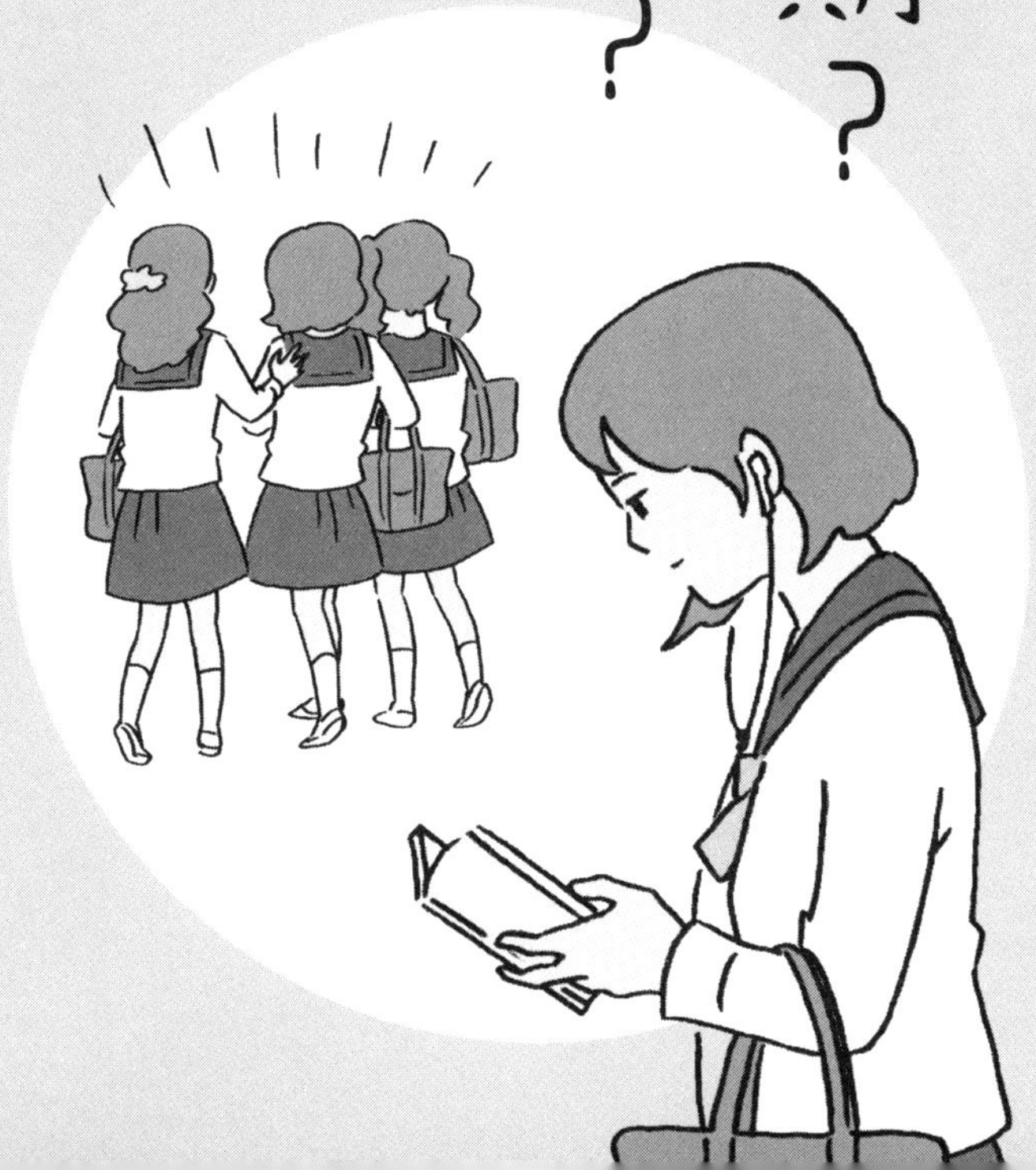

お悩み 25

包丁を持ち出した

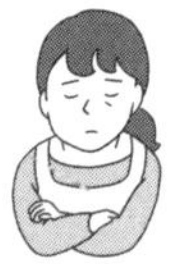

「大ゲンカになって、おとなしい娘が包丁を持ち出しました。本気ではないとはわかっていても、少年少女の事件も多いし怖いです。たまに思いつめた様子で『もう死にたい』などと言うこともありますが、翌日にはケロリ。いじめもないようだし、悲劇のヒロイン気取り？と思いつつ、中高生の自殺のニュースを聞くと胸がザワザワします」

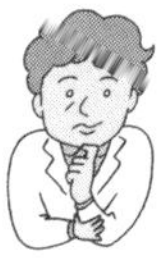

「理不尽に思える怒りも、子どもはわかってほしいと懸命なのです。独りきりにしないで、『あなたに寄り添いたい』と親も本気で伝えてください。
冷静になれないときは、親自身のトラウマも考えられるので専門家に話を聞いてもらうことをおすすめします」

「死にたい」は「死にたくない」のサインです

今回はどちらにもケガがなかったようで、本当によかったです。親子ゲンカの最中に、子どもが包丁を持ち出すときの心理は、次の3つが考えられます。

①母親に対して怒りが強くなり殺意が芽生えた。
②母親の言葉が娘の心に突き刺さり、包丁で身構え、これ以上近づかないでと訴えている。
③包丁を自分に向けて、自分の気持ちをわかってくれないと訴えている。

理不尽に見える怒りも訴えも、子どもは本気です。本気で親にわかってほしいと懸命に伝えているのです。ケンカの最中は、お互いが自分の主張を訴えるばかりで、相手の言うことや気持ちを理解しようとしていません。**鋭い言葉で刃物のようにお互いを刺し合っているようなもの**です。お母さんは前頭葉が成熟している大人なのですから、包丁を持ち出すほどに子どもをヒートアップさせてはいけませんね。何はともあれ、冷静に冷静に。子どもがクールダウンするのを待って、何を訴えたいのか、ゆっくり聞いてあげてください。

魔法のように効く言葉があればよいのですが、残念ながらありません。このときの対応で、子どもとの関係が大きく変わることもありますから、努めて慎重にお願いします。

とはいえ、子どもにいきなり「死にたい」なんて言われたら、驚いて動揺してしまいますよね。でも、ここで過剰に驚きすぎるとその先の話がしにくくなってしまいます。動揺を外に出さず、驚くのは少しにして、子どもの発した言葉をくり返して確認します。そのあとは目を見て、「何かつらいことがあったんだね」「大丈夫、じゃないよね？」「少しお母さんに話してくれる？」などと伝えます。

そのときの子どもの状態や、返ってくる言葉によって、言葉やトーンを微妙に変えて、こちらが心配していること、何とかして助けてあげたいと思っていることが伝わるように工夫してみてください。そのまま返答がないこともあるかもしれませんが、**親が心配していること、自分に寄り添おうとしてくれているという姿勢が伝われば、まずはよし**。子どもが話す気になるまで、そっと見守ってあげてください。

「死にたい」は「死にたくない」のサインでもあります。そんな発言のあったあとは、しばらく独りきりにはしないようにするのがいいですね。「話したい」と思ったときに、誰かがそばにいてあげられるのがいちばんだと思います。

子どもが心を開いて打ち明けてきたら、その子の伝えたいことを丁寧に聞きとってください。ポイントは、**時系列や因果関係を整理して子どもの話をきちんと理解する**ことです。紙に書いて整理するのもいいですね。自分の考えを入れず、どこまでも子どもの気持ちに寄り添って、「つらかったね」「苦しかったね」と共感を言葉にして伝えます。

そのうえで、理屈だけの話にならないよう、子どもの気持ちに配慮して話し合います。子どもが感情であふれかえってしまっていたら、その気持ちに十分共感したうえで、「あなたを愛する親としてできることはしてやりたい」という気持ちを自分の言葉で伝えてください。と同時に、世の中のルールを基準として、がまんしなければならないことはがまんするよう穏やかに言い聞かせます。

過剰反応する親は自身がトラウマを抱えていることも

子どもが自殺をほのめかしたときに、親自身も過去の体験がトラウマ（心的外傷）となって、過剰反応し、怒りや不安などの感情が急激に湧き上がってくる場合があります。その感情に支配されてしまうと、親の自己満足的な解釈や対応に陥り、子どもの気持ちとは全く違った方向に向かってしまいます。〝自分の感情が抑えきれない〟〝過剰に反応しすぎているのでは〟と感じたら、**自分の中に何か引っ掛かるものがあるのだと湧き上がってくる感情を認めつつ、過剰にその感情に引っ張られないように注意して**ください。

親がトラウマを抱えている場合は、一度、精神科医や心理士などに話を聞いてもらうことをおすすめします。自治体や医療機関、発達支援機関などでは、専門家の指導のもと、親が子どものほめ方や指示など具体的な養育スキルを学び、親が楽しく適切に子どもに関わることを目指すペアレントトレーニングを行っているところもあります。

アタッチメントの問題のところでも述べましたが、トラウマを癒す鍵となるのはパートナーとの関係です（お悩み24参照）。夫が妻をちゃんと受けとめてあげられていれば、トラウマがあってもなんとか乗り越えていきやすいものですが、関心を払われていない妻は夫に深く失望し、何も期待しなくなっていきます。夫婦がバラバラになっていると、子どもは安全基地を失い、不安定になってしまうので、なんとか歩み寄って夫婦の信頼関係を取り戻してほしいですね。

それができれば苦労しないよというお叱りの声が聞こえてきそうですが、でもね、縁あって夫婦になって家族を作り、一緒に暮らすことを選んでいるわけですよね。だったら、家族みんなが気持ちよく暮らせる努力はそれぞれに必要なんです。

素直なひとことが感謝の連鎖を生む

夫婦に限らず、人と気持ちよくつきあっていくために大切なことは、相手のいいところを探して、**どんな小さなことでもいいので感謝の言葉を伝える**ことです。相手が言わないのにこっちから言うのは癪《しゃく》かもしれないけれど、そんな考えは自分を狭めるだけ。そういう心持ちでいると、つい否定的な言葉を投げてしまい、相手も意地になって攻撃的な言葉で応酬《おうしゅう》してきて、負の連鎖でどんどん関係が悪化していきますよ。

あっさりと、ひとことでいいんです。素直な気持ちで普段の暮らしを見てみると、助けてもらってることって、実はいっぱいあるはず。ちょっとしたことでもこちらが感謝を伝えると、相手も釣られて感謝の言葉が出るようになり、互いに気分がよくなっていい循環が生まれる。感謝の連鎖ですね。私なんてしょっちゅう妻に感謝してるので、おかげさまでどうにかこうにか夫婦円満で、娘たちもいろいろこじれながらもスクスク育っております、ハイ。

とはいえ感謝の言葉って、普段口にしてないと照れくさくて言いづらかったりするものです。そういう人は**まずはちゃんと挨拶することから始める**といいですよ。子どもにはご近所の人に挨拶しなさいと教えながら自分は適当な会釈ですませたり、身内に気をつかう必要はないと家族同士の挨拶は省略していませんか？　日々の何気ない挨拶は、相手を尊重する気持ちを育みます。「おはよう」「行ってきます」「お帰りなさい」の延長に「ありがとう」があるんです。気持ちよく挨拶ができるようになると、感謝の気持ちも自然に湧いてきますよ。

お悩み

26

教師に服薬をすすめられる

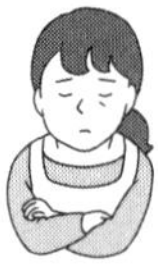

「小学生の頃から落ちつきがなかった娘。中学に入って担任に、『発達障害だから病院で薬をもらってください』と言われました。人の話を聞かず授業中も上の空でミスが多く、クラスでも浮いているというのです。学校が推薦するクリニックを受診したところ、簡単な心理テストであっさりＡＤ／ＨＤと診断されました。薬も処方されたのですが、副作用や脳への影響が心配です。そもそも成長期の子に脳の薬を飲ませることにとても抵抗があり、躊躇《ちゅうちょ》しています。薬を飲まなくても発達障害を治すことはできますか？」

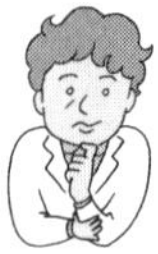

「発達障害は治療ではなく支援するもの。薬はあくまで支援の一部。学校や家庭の環境調整をしながら、必要ならばよい方向に発達を促すために薬を検討します」

発達に合わせた配慮は学校の法的義務

大前提として、**発達障害は病気ではありません**。もともと持っている脳の個性であり、性格傾向なんです。ただ、その偏りがあまりにデコボコしていると、学校や社会で生きづらく、不適応を起こし、その後の脳の発達に悪影響を起こしてしまうこともあります。ですから、**治療するのではなく障害として支援し、その子の自己発達力を促すことを目指す**のです。

ネットを見ると発達障害のセルフチェックがたくさん出てきますが、どなたでも自分に当てはまる項目がいくつもあるはずです。つまるところ発達障害の特性といわれていることは、多かれ少なかれみんなにあるということなんですよ。その特性が強く出すぎて生きづらく、支援したほうがよい場合には、発達障害と診断して支援し、必要であれば薬も使うわけです。

簡単な心理テストでAD／HDと診断されたとのことですが、多分それはスクリーニングとして使われているものだと思います。通常はそれだけでなく、小さい頃から今に至るまでの様子を親から聞き、学校での様子は教師から聞き、診察室での様子を見て診断します。

発達障害は大きくAD／HD（注意欠如・多動症）とASD（自閉スペクトラム症）に分けられ、両方の特性を持っていることもあります。お子さんはAD／HDの傾向がより強かったのでしょう。小学生の頃から落ちつきがなかったとのことなので、お母さんも小学校の先生もそれなりに配慮してきたのではと思います。たとえば、授業中に注意がそがれないように、真ん中の一番前の席にするなどしてもらっていたのではないでしょうか。

中学の担任は学校での娘さんの落ちつきのなさが際立っているように見えて、そのままでは今後の発達に悪影響を及ぼすと考えたのかもしれません。ですが、「発達障害だから病院で薬をもらってください」という言い方には、薬ですべてが解決するという思い込みを感じます。以前は「発達障害は病気だから病院で薬をもらって完全に治すまで学校に来ないでください」「学校では特別扱いはできません」などと言われ、受診をすすめるだけで何も配慮してくれないという話もよく聞きました。確かに薬を使ったほうが発達を促せる場合もありますが、薬はあくまで支援の一部。学校や家庭での支援体制がなければ改善は見込めません。

２０１６年より、**学校はその子の特徴に合わせた合理的配慮をしなくてはならないと法律で制定**されています。学校の先生こそが、「発達障害を発達させる最前線の専門家」であることは心しておいてほしいと思います。

心理検査に基づいた支援法の文書を作ってもらう

まずは、学校に合理的配慮を求めるために、クリニックで診断書を書いてもらいましょう。

しかし、その子の特性に合わせた配慮を学校でしてもらうには、診断書だけでは足らないと思います。ＷＩＳＣ《ウィスク》など発達のバランスを知るための心理検査をして、その子の得意な部分、不得意な部分などをみつけ、問題行動がなぜ起こるのか、困り事を掘り下げて考える必要があるのです。担当医にもっと詳細な心理検査を依頼して、それに基づいた支援方法を文書で作成してもらってください。ちなみにその文書は、検査した心理士が作成するので医師に負担はかかりません。**薬を出すだけで心理検査はしない、支援方法について何のアドバイスもくれないようなクリニックなら転院を**おすすめします。

合理的配慮を求めるにあたり、精神科医から学校に連絡をとってもらうこともできます。私の場合は、本人と家族、担任、ときにはスクールカウンセラーや保健室の先生などを交えて、その子に合った配慮や支援をみんなで相談することもよくあります。担任はその結果を校長に伝えて許可を得て、外的ストレスがあるのなら、その子を取り巻く環境を改善する方法を考え、学校の方針としてその子に合った支援体制を作っていきます。

たとえば、音に敏感な子には静かなスペースを提供する、ノイズキャンセリングのヘッドホンの使用を認める。視覚過敏の子のために掲示物を減らす、サングラスの使用を認める。触覚過敏の子には制服の素材を変えるなど工夫します。また、人に対して過敏な子もいるので、席順やグループ分けなどでは人間関係の調整も配慮してもらいます。

使い方次第で薬が発達を妨げる!?

問題行動が脳の特徴からくる部分が大きいときは、精神科医が薬での支援を考えます。「集中が続かない」なら集中力を高める薬を選択するわけですが、覚醒度が低くて集中できないのか、興味が持てなくて集中できないのか、周りの雑音が気になって集中できないのかなど**掘り下げて考えてみると、より適した薬が見つかる**と思います。

とはいえ、成長期の子に脳の薬を飲ませることは心配ですよね。薬の副作用や脳への影響についての心配はごもっともですし、とても重要な質問だと思います。

私自身は、薬は脳の発達に影響すると思いますし、影響させようと思って処方しています。影響といってもよい影響です。よい方向に発達を促すために薬を用いるのです。

たとえば、小さい頃から過度に落ちつきのない子は、そのことで親や先生に叱られます。叱られても叱られても落ちつきのなさは治らず、落ち込み、自信をなくし、勉強などやる気がなくなります。その結果、〝自分は何もできない〟〝何をやってもだめだ〟と自尊感情が損なわれ、ネガティブな脳が形成されていくんですね。

一方、薬によって落ちつきのなさが改善した場合は、親や先生から叱られる回数が減り、ほめられる回数が増えて自信が出てきます。勉強にもやる気が出て、やってほめられると、より勉強するようになります。勉強に限らず、どんな小さなことでもがんばってできるようになると自尊感情が高まり、ポジティブな脳に発達していきます。

薬には発達のベクトルをほんの少し上向きにするだけの作用しかありませんが、何年か先には大きな違いとなって現れてくると思います。もちろんポジティブな脳がよくて、ネガティブな脳が悪いというわけではありません。ネガティブな人がポジティブな人の暴走にブレーキをかけてくれないと、困った世の中になるでしょう。ただ、ポジティブな脳のほうが現代社会では生きやすいと思うので、患者さんが希望すれば発達を促すために薬を使用しています。

気をつけたいのは、薬の使い方を誤ると発達を妨げてしまう場合があることです。**ありがちな処方の過ちは、問題行動を抑えようと過剰に鎮静させるような使い方**です。問題行動だけでなく脳全体の活動を低下させてしまったら、発達を遅らせてしまいます。薬の量にも注意して、子どもの様子をよく観察し、何か気になることがあればすぐ担当医に相談してください。

お悩み

27

マスクを外せない

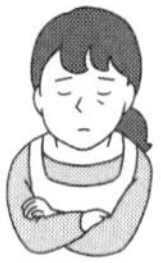

「中学生の頃から〝だてマスク〟をつけていましたが、コロナ以降、「マスクは顔パンツだから」と家でもつけるように。「小鼻を整形しないと一生マスクを外せない」と言い出し、高校にも行けなくなりました。「あんたたちのせいでブスに生まれた」と泣きわめき、物を投げて当たり散らす始末。スクールカウンセラーからは病院に行くことをすすめられましたが、娘は絶対に嫌だと言い張ります。いっそ、整形させたほうがいいような気も……。

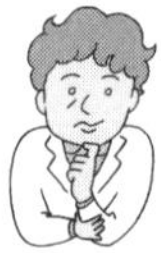

「思春期に容姿の悩みはつきものですが、極端な美醜へのとらわれは病的かもしれません。否定から入らず、十分に共感してあげて。まずは親だけで受診することもできます」

病的な容姿コンプレックス「醜形《しゅうけい》恐怖症」

コロナ禍ですっかりマスクが定着しましたね。外国のニュース映像ではマスクをしている人をほとんど見かけなくなったのに、日本では政府が「屋外ではマスクを外しましょう」と勧告しても、ほとんどの人はつけたまま。日本人は本当にマスク好きです。遺伝的に日本人は対人緊張が強い人が多いという話はお悩み22で書きましたが、対人緊張が強くてマスクを外せない社交不安症の人にとっては、今の状況はラクでいいのかもしれません。

自意識が肥大化する思春期には、他人の容姿をうらやましく思ったり、理想通りに矯正できないか悩んだりすることはよくあることです。でもまあ悩んでもしょうがないと、ひとまずほかのことを考えたりしたりして先延ばしにしているうちに、容姿へのとらわれが薄くなり、いつしかこれが自分だと受け容れるようになるのだと思います。自分の意思や努力があっても変えようのないものがある（実際は変えようのないことのほうが多いわけですが）とだんだんに気づき、いわゆる身の丈《たけ》がわかってくるわけです。

しかし、この子で心配なのは、**〝家でもマスクを外せない〟〝整形しないと学校にも行けない〟と極端で、「醜形恐怖症」のレベルかも**しれないことです。

醜形恐怖症の人は、顔立ちや毛深さなど、他人から見るとささいなことと思える外見上の欠点にとらわれて、毎日毎日思い悩みます。周りの人からじろじろ見られている、嘲笑《ちょうしょう》されていると思い込み、過度に身づくろいをし、マスクや帽子などで顔を隠し、人前に出るのを避けるようになり、仕事や学校に行けなくなる人もいます。整形を希望する人も多いのですが、結局**整形しても納得せず、何度も何度も手術をくり返している人も**少なからずいます。

認知の歪みは否定も肯定もせず

醜形恐怖症は、自分の容姿に対する不安が強すぎて、そこから離れられなくなっている状態です。それが極端に偏った考えであっても、不安や強迫観念に関わる脳の大脳辺縁系が過活動になっていて、理性の源の前頭葉でコントロールできないのです。言って聞かせようとしても、言葉は前頭葉にしか届かないので通用しません。

そこで、まずはその**過剰な不安や強迫観念を引き起こしている、脳の過活動を静めることが先決**です。不安のコントロールに関わるセロトニンを増やすＳＳＲＩなどの薬物療法が必要だと思います。薬で脳の過活動が静まると、〝今悩んでもしょうがない、ひとまず勉強しよう〟などと目の前のことに向かう余裕が出ます。

整形を先延ばしにしているうちに、悩んでいたことを忘れている時間が増え、次第にあきらめモードに入り、やがて「まあ、いっか」と自分を受け容れる。このような過程を親や治療者が並走して見守りながら、一緒に辿っていくわけです。

これは認知と行動に働きかけて思考の偏りを整える認知行動療法の手法ですが、特別なことではなく、子育ての過程でどの親もやっていることです。とはいえ、時間はかかります。このような子たちはかたくなでこだわりが強く、なかなか手《て》強《ごわ》い子どもなので、親と治療者そして学校関係者などが協力して育てていかなくてはならないでしょう。

第一の関門は、病院は絶対に嫌だと言っている子を、どうやったら支援につなげられるかです。「気にするほどではないよ」と言っても、「そんなことはない」と反発するでしょうし、仮に美容整形をしても「こんなはずじゃなかった、もっと悪くなった」と言うでしょう。

私だったら、まず、自分の容貌のせいでこんなにつらい思いをしているという話を十分に聞いて、それが事実かどうかは否定も肯定もせず、その子がつらく感じている気持ちに共感し、受容します。そのあとで、学校に行けなくなっているというところに注目させるのです。

「小学校の頃はマスクなしでも学校に行っていたね。中学校でもマスクをすれば学校に行けていたでしょ。学校に行きたい気持ちはあるのに、どうして行けなくなってしまったのだろうね。人の視線が怖くなり、人にどう思われているのだろうという不安が強くなって頭から離れなくなっているんじゃないかな。その不安、恐怖、強迫観念は自分の力では抑えきれないほど強くとても苦しいのだと思う。まず、そのつらさを和らげて、前のように学校に行けるようにしてみない？　美容整形のことはそのあと考えよう。どうしてもしたかったら20歳を過ぎてからしたらいいんだし」などと言って、治療に結びつけようとするでしょう。

　この役割は、親でも受診をすすめたスクールカウンセラーでもかまいません。**その子に信頼できると思ってもらえる大人が担えばよい**と思います。

　ただスクールカウンセラーは非常勤職員で、週1〜2日程度の出勤で常駐しているわけではなく、予約が取りづらいことがあります。とりあえず、最初は親だけで精神科に相談に来られるのもよいのではないでしょうか。

お悩み

28

思春期うつ病？

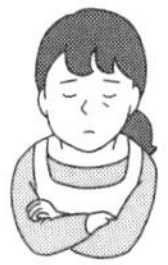

「不登校で普通高校を中退し通信制に移りましたが、課題に取り組むことができず休学に。友達とも疎遠になり、家で明け方までゲームをして、お昼を過ぎてもずっと寝ていて……いつまでこの状態が続くのか心配でなりません。うつ病のチェックリストをやってみるとほとんど当てはまります。子どものうつ病も増えていると聞きますが、薬を飲ませたら治るでしょうか。カウンセリングや精神療法はどうなのでしょうか？」

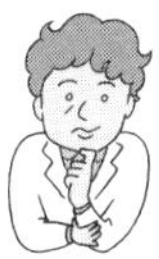

「うつ病かどうかはわかりませんが、薬を飲めば治るというものではありません。いちばんの治療は休養。休学しても脳が休まっていなければ意味がありません。ストレスの原因を探りながら、脳が休まる環境を整えていくことが大切です」

悩むことを支えることが自己治癒力を引き出す

引きこもりが長引くと、「うちの子、うつ病では……」と心配したお母さんが、ネットなどでチェックリストをやってみて相談に来られるケースがよくあります。該当項目の多さにショックを受けていらっしゃるのですが、健康な人でも憂うつな気分のときにうつ病のチェックリストをやると、たいていの人が書いてある症状に当てはまるものなんですよ。

医学的なうつ病の定義では、うつ症状が2週間以上続いていて、それによって仕事に行けなくなった、家事ができなくなった、清潔が保てなくなり風呂に入れなくなったなど、**著しく日常生活や社会生活に支障をきたしている状態にまでなっていればうつ病の可能性**を考えます。ショックなことや、何かストレスがあってうつ気分になっても、数日経てば気分が戻るような場合はうつ病とは診断しません。

この子の場合は昼夜逆転して日常生活にも支障をきたしているので、医療も含めた支援が必要な状態だと思いますが、うつ病かどうかはわかりません。発達障害への対応が不十分だったために引き起こされた二次障害とも考えられるし、ほかの診断があてはまるかもしれません。その子が置かれている環境に問題がある場合もあるでしょう。

ところで、チェックリストはお子さん自身がつけたのでしょうか。本人に聞いてみると、

「ストレスはないし、何も困ってない」と言ってしまうかもしれません。実際、親が心配して無理やり子どもを病院に連れてきても、「何も困ってない」と言って、うつ病の症状を訴えない子は多いです。そういう場合、問題ないと帰されることもよくあるようです。

私は引きこもり支援もやっていますが、ご家族から「病院に連れて行ったけど、うつ病じゃないから、と断られた」という話をしばしば耳にします。お母さんがやっとのことで病院まで連れてきてくれて、ようやく子どもが支援につながるチャンスだったのに、全くもって歯がゆいです。もうちょっとがんばろうよ、精神科医！

治療の第一歩は子どもに困り事を意識してもらう、悩んでもらうことです。医師や親が悩むことを支えてやることから始まります。「勉強しなくて家で好きなゲームをしていてラクでいい」と言っている子も、内心では〝ほかの子は学校に行っているのに自分だけ行けていない。将来どうなるのだろう……〟といった不安や心配を抱えているもので、決して今の状況に満足しているわけではないはずです。

私なら、本人が「困ってない」と言っても、生まれてから今に至るまで何があったか、本人とお母さんと3人で振り返ります。その過程でできていたことやがんばったことをほめながら、何がつらかったか、どうしたかったかを振り返ると、「今の状態でいいと思っているわけではない、本当は何とかしたいと思っている」といった本音が本人の口から出てきます。

そうしたら、「何がストレスだったのだろう」「将来に向けてどうしていこう」「そのために親はどういう援助ができるのだろう」などと3人で考えていくわけです。その中で、もともと不安を感じやすいとか緊張しやすいなどの悩みが出れば、それを和らげるために薬を飲んでみることを提案したりすることもあります。

脳がゆっくり休める状況を作ることが第一

本人が今の状態を悩み、自らチェックリストを行い、うつ症状を自覚して受診した場合は、うつ病の診断がつく状態である可能性があります。うつ病の診断がつけば、通常は薬物療法で症状を緩和していきますが、お母さんが期待している「抗うつ薬を飲ませたら治る」といった簡単なものではありません。

私は**うつ病とは、長期間、脳に何らかの負荷がかかり続け、心も体も疲れ果て、擦《す》り切れてしまった状態**と考えます。元気で学校にも行けていた子が家に引きこもり、課題をこなす気力もなくなるまでには長い経過があったはずで、回復にはそれなりの時間を要します。

フィギュアスケートの紀《き》平《ひら》梨《り》花《か》選手は、疲労骨折して復帰するまでに何年もかかっていましたが、脳疲労も同じです。脳の疲れが極限に達したときは、十分なお休みが必要なのです。

学校を休み、静かな環境を得て脳がゆっくり休まるなら薬はいりません。複数の臨床試験を解析した研究では、軽症のうつ病ではプラセボ（有効成分を含まない疑似薬）との明らかな差はないという結果が示されています。つまり、軽症の場合は薬を使わなくても十分な休息をとれば脳が休まり、自己治癒力で回復できる人が大半だと考えられます。

一方、**休める環境も時間もあるのに脳が休めない人たちが一定程度います**。その人たちは、ストレスから離れてゆっくり休んだら治るとわかっていても、過去の出来事をくよくよ考えてしまい、将来のことを考えて不安になり、考えてもしょうがないとわかっていてもネガティブな考えが頭から離れないのです。

私は、そういう人たちの脳を休ませるために薬を使います。抗うつ薬で扁桃体や海馬などの過活動を静め、ときには睡眠薬も使い脳が休まるようにします。もちろん、脳の修復に必要な材料を供給する食事もしっかりとってもらいます。

脳の疲労がとれてきたら復学を検討しますが、もとの高校に戻るタイムリミットは過ぎていることも多いです。その場合は、大学進学や就職など、大人になって何をやりたいか本人の希望を聞きながら、う回路を一緒に考えていきます。

現在、そして過去の経験を会話する中で、その子が自覚していない気持ちや思考に気づくように導き、困り事を解決するための具体的な助言をするのも、一種の精神療法やカウンセリングです。さまざまな手法がありますが、共通するのは「悩むことを支える」ことです。**カウンセリングや精神療法の意義は、カウンセラーや医師との対話の中で自分を見つめ直せるということ**。普段、見ないようにしてきた自分の困り事をある程度冷静に認めることができるようになれば、これからどうしていけばよいのか、自分が克服しなければいけないことを考えることができるので、とても意味があると思います。いずれにせよ、病気を治してもらおうというおまかせの姿勢で治療を受けても、期待外れの結果になってしまうでしょう。

お悩み

29

初期統合失調症と診断されて

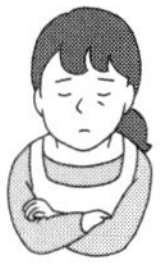

「中2で不登校になってから昼夜逆転し、ベッドに入ると変なものが見える、誰かに見張られている気がすると訴えるように。紹介で大学病院の心療内科に連れていくと〝初期統合失調症〟と診断され、予防的に統合失調症の薬を処方されました。『放っておくとどんどん進行して何もできなくなるので薬は飲み続ける必要がある』と言われ、絶望的な気持ちです。長期服用による影響や依存性はないのでしょうか。一生薬をやめられないのでしょうか？」

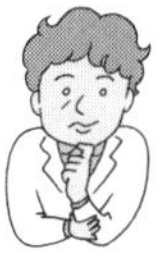

「入眠時幻覚や被害妄想は思春期には意外とあるんですよ。よく経過観察しながら、ストレスを減らす努力を。ただし、過剰な興奮状態が続くと脳が萎縮していきます。症状が続くようなら薬で脳の過活動を抑えることも必要です」

統合失調症はまだ十分に解明されていない病気

皮膚をすりむいたあとには、新しい皮膚ができてきます。すりむかなくてもお風呂で体をこすると、古くなった皮膚がアカになって落ちますよね。これは私たちの体のあちこちで、古くなった細胞が死んで代わりに新たな細胞が生まれているためで「細胞新生」といいます。脳でも同じことが起きていて、破壊と新生とのバランスによって常に変化しているんです。胎児の頃は新生する力が強く、脳がどんどん大きくなっていきます。生まれてからは環境に適応するように必要のない部分、主に神経細胞と神経細胞をつなぐ配線部分を破壊して、神経ネットワークを作り変えていきます。そして年をとっていくと新しく細胞を作る力がだんだん弱くなっていき、次第に脳が委縮し、脳のつながりが悪くなっていきます。これがまさに老化ということで、誰の脳でも起こることなんですよ。

統合失調症は、過剰な興奮状態によって脳細胞の破壊が進行し、新生とのバランスが崩れ、脳の活動が落ちていく病気です。放っておくと脳の萎縮が早く進むため、治療薬がなかった頃には「早《そう》発《はっ》性《せい》痴《ち》呆《ほう》」と呼ばれていました。多くは思春期の頃に発症し、幻聴や妄想などの激しい症状が現れる時期があり、その後、次第に活動が低下して、早くに認知症のようになってしまうという経過を表した名前です。**幻覚や妄想などが活発な時期は過剰に脳が働き、脳神経細胞の破壊が通常より早く進んでいる**のだと思います。

現在は治療薬の開発も進み、長期的な回復を期待できるようになっていますが、そもそも統合失調症は、「こういう症状がこれくらいの期間続いていたら統合失調症と診断しよう」というレベルの、まだ十分には解明されていない病気です。

特に初期統合失調症という診断でしたら、症状がそこまではっきりしてないのかもしれません。**幻視や幻聴は発達障害やトラウマのある子が訴えるフラッシュバックと区別がつかない場合も**あります。不安が強すぎる子が妄想的な表現をすることもよくあります。ましてや思春期なので一時的にそのような状態になることもあり、慎重に経過を見ていくほうがよいでしょう。

ただし、どんな病名であろうと脳の過剰な興奮や過活動の状態が長くなればなるほど、脳は壊れていきます。幻視や幻聴といった過剰な脳の活動が何度もくり返されると、脳が委縮していくということがわかっているのです。

まずはストレスを減らし環境調整をして、脳の過活動をおさめる努力をし、それでもおさまらないときは薬を使うべきでしょう。そのままにしていると脳神経細胞の破壊が進行していく可能性が高いので、予防的ではなく、薬を使って過活動を抑える必要があると思います。

薬は引き算で考えることが必要

薬を飲ませることが心配なお気持ちはよくわかります。ですが、脳が過活動のままで破壊されていくのを放っておくわけにはいかないですよね。

すべての薬に効果と副作用があるので、できるだけ副作用の少ない薬を選ぶのですが、副作用の少ない薬でも長期服用の影響が気になると思います。**長期服用でいちばん気をつけたいことは、脳の興奮を抑える薬を必要以上に服用して過鎮静になること**です。中学2年生なら、これからいろいろなことを経験して脳が発達していかなければならない時期です。脳の活動を過剰に抑制して、自己発達力を損なわないようにしなければなりません。

幻覚妄想が強ければやや多めの薬を使うでしょうが、症状がおさまってきたら眠気など過剰な鎮静が起きてないか注意して減量し、必要最小限の薬にしたいものです。本来、投薬は引き算で考えるべきものなのです。

かつて日本では多剤大量投与が主流で過鎮静のまま減量しない治療が行われ、患者さんの健康や人生を脅かした黒歴史があります。**子どもの症状や状態を見て抑えすぎていると感じたら、医師に減薬を提案して**ください。

幻覚妄想を抑える抗精神病薬は、幻覚妄想を引き起こす覚醒剤とは逆の作用の薬なので、依存性の心配はありません。ただ、お悩み19でも述べたように、精神科の薬の中には、抗不安薬や睡眠薬のように依存性が問題になっている薬もあります。担当医とよく相談して、必要がなくなった薬はやめていきましょう。

お悩み

30

薬がどんどん増える

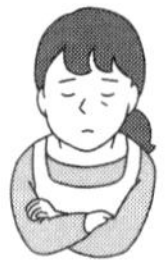

「不登校の娘が家で暴れるようになり、知人の紹介で有名な精神科病院を受診。自閉スペクトラム症と診断され投薬が始まりました。院長先生が主治医で安心していたのですが、途中で統合失調症とも診断されどんどん薬が増えていきました。2年経ち、表情もなくなり手に震えも出て、本人も服薬を拒否するように。院長に『薬の副作用で悪くなっているのでは』と聞くとあからさまに不機嫌になって強い口調で入院をすすめられました。名医と評判なんだから言う通りにしたほうがいいと夫は言うのですが釈然としません」

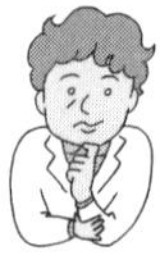

「精神科の薬は単剤を必要最小限に処方するのが基本。治療方針に疑問があるなら、セカンドオピニオンをおすすめします」

信頼できない医師が出す薬は効かない

自分の治療方針に疑問を呈されて怒りだす医師は、精神科ではあまり見なくなったと思っていたのですが、うーん、そうですか。残念です。**医師が治療方針をわかりやすく説明して、患者や家族と協力関係を築いていくことは、本来、治療の大きな柱**なんですけどね……。

そもそも主治医とあまり話ができていないようですが、適切な治療方針を導き出すには、患者さんやご家族の話をよく聞かなければなりません。精神科の診察では検査はあまりないので、話を聞くことが最も重要な診断材料になるのです。困り事や症状を聞きとってはじめて、適切な診断がつけられるし、治療方針も決められるわけです。

治療方針が決まれば、生活上の改善点や薬を提案していくわけですが、薬の説明は最も丁寧に行わなければいけないと思います。「統合失調症だから統合失調症の薬を出します」ではダメで、「まだ仮説ですが、幻聴は脳のドーパミンが過剰に出ている症状と思われるので、ドーパミンの量を調節する薬を使いましょう」などと科学的根拠に基づいた提案をわかりやすく説明するのは医師の義務です。もちろん、副作用などのリスクも伝え、最終的には本人に服薬するか否か決めてもらいます。

患者さん自身が納得して服薬しなければ効果は期待できませんし、嫌々飲んでも副作用ばかりが気になります。私の恩師・中井久夫先生は、「患者さんの話をよく聞いて、しっかり説明しなさい」「信頼している医師の薬は少量でよく効くが、信頼できない医師が出す薬はいくら飲んでも効かない、副作用ばかり出る」とよく言っておられました。

副作用のことを聞いたら主治医の機嫌が悪くなったそうですが、医師が薬を処方するとき、最も参考にすべきは、患者さんやご家族の主観です。そこを聞かなければ、本当に副作用なのか、ほかに原因があるのか考えることもできませんし、しっかり話を聞くことで、薬の減量も含めて適切な対応が検討できるわけです。ちゃんとした説明もなく、一方的に入院をすすめるのもどうかと思います。**入院は普段の環境から離れざるを得ないので、多感な思春期には特にデメリットが大きく、なるべく避けたいこと**です。

過剰投与で統合失調症のような症状が……

１９９０年代、私が精神科病院に務めていた頃は、まだ発達障害という概念があまり知られていなかった時代です。今考えると、「精神分裂病（現、統合失調症）」と診断され、多剤大量処方で過鎮静にされて入院していた患者さんの一部は、発達障害だったと思います。

当時の精神医療では症状を抑えることが目的となっていて、少しでも症状があると薬を足していき、副作用が出ると副作用止めを追加していくなど、どんどん薬が増えていきました。過鎮静や副作用があって生活の質が下がってもあまり気にせず、患者さんが嫌がって薬を飲みたくないと言うと、入院させると脅して薬を飲ませるという治療も行われていました。

薬が増えていくと、表情がなくなり、考えることもできなくなり、感情や意欲が平板化する統合失調症の陰性症状にそっくりな状態になっていきます。すると**統合失調症でない人でも統合失調症と区別がつかなくなってしまう**のです。

お子さんの場合も、薬による過鎮静に陥っている可能性があります。もともと不登校が問題で受診したわけですから、何が原因で学校に行けなくなったのか、その原因を子どもと一緒に考えて、その原因が薬で改善できるものと主治医が言うのであれば、そのしくみをしっかり説明してもらい、本人が納得できてから服薬させるべきだったと思います。

薬の量は添付文書に従って使いますが、**ほとんどの薬は小児の適応がないので大人の量から体重換算で使います**。種類は基本単剤です。１剤を効果の期待できる量まで使って、効果がなければ変更するし、効果があるが別の効果が必要と思ったらさらに１剤追加します。緊急性がある場合やどうしても家族や本人が希望する場合には、初めから２剤以上使うこともありますが、もちろん、一剤一剤どういう作用があって何のために使うか説明して使います。

薬を複数使っていて、種類や量を変えたりする場合は、１剤だけ変更して様子を見ます。

そうでないと薬の評価ができないからです。予防的に複数の薬を使うこともしません。効果も副作用もわからなくなってしまいます。初めから何の説明もなしに複数剤処方する医師、同時に複数の薬を変更する医師は、薬理学的な知識が乏しいのかもしれません。

主治医は有名病院の院長だそうですが、残念ながら名医とはいえません。ほかの職種でもそうですが、肩書きや名声は意外に当てにならないことも多いようですよ。

今は21世紀です。**医師におまかせでなく、治療に疑問があればどんどん尋ねるべきだし、納得がいかない答えしか返ってこないならセカンドオピニオンを使うべき**だと思います。

精神科のセカンドオピニオンの場合、転院を含めて相談に行くと思ったほうがいいです。発達障害から統合失調症に診断が変わったことに疑問を感じるなら、やはり発達障害にも詳しい医師のところへ行って、見立てと治療方針をしっかり聞き、信頼できると思ったら転院するのです。予約する際に転院も可能か、前もって聞いておくほうがよいと思います。

子どものこれまでを夫とよく整理して

大切な娘さんの相談ですから、夫同伴で行ってくださいね。治療は自分の子どもの発達をよい方向に向けていくことであり、それには夫の役割も大きいということに気づいてもらわなくてはなりません。**夫も当事者**なんです。本人と家族が主体的に治療に関わることで治療効果が高まり、子どもの自己治癒力や自己発達力に明らかによい影響があります。

セカンドオピニオン時には、今の主治医に紹介状（診療情報提供書）を書いてもらって持っていくのですが、それだけでなく、**この子が生まれてから今までどんなことがあったかという生活史、治療歴を時系列でまとめておくとスムーズ**です。くり返しになりますが、娘の今の困り事は急に出てきたわけではなく、生まれてから今まで育ててきた中でさまざまな事件があったはずだし、両親ともその変化に気づいていたはずです。そのことを夫とよく話し合い整理しておきましょう。

セカンドオピニオンの相談時間は1時間程度、自費で最低でも2万円ほどかかり、転院するかどうかはその1回の面接で決めることになります。セカンドオピニオンにも納得できなければサードオピニオンをとるほかなく、経済的にも精神的にも負担がかかるので、意見を聞く医師は慎重に選びたいですね。患者会や家族会などの自助グループに参加して、話を聞くのも参考になると思います。

COLUMN 5

私が薬を出すときに大切にしていること

医者が薬に詳しい、とは限らない

「素人だから、薬のことは専門家であるお医者さまにおまかせします」

そんな言葉を時折耳にしますが、実は、医師だからといって、薬に詳しいとは限りません。処方している薬が、どのようなメカニズムで効果や副作用を及ぼすのか、そうした基本的な薬理を理解せず、処方している医師は少なからずいます。

医学生時代に一般的な薬理の知識は学びますが、専門的な薬理を学ぶのは研修医になってからになります。ですが、指導医が薬理の知識に詳しいとは限りません。というのも、**医師免許は更新制ではなく、知識や技術を磨くのは本人の自助努力に委《ゆだ》ねられており、自《おの》ずと医師の技量に差が出てくる**わけです。

私の場合は神戸大学大学院で臨床精神薬理学研究をしていましたが、大学院に入る前から積極的に学会に参加して発表したり、海外の論文を読んだりして新しい知識を得るように努めてきました。２００６年に、学会で知り合った東京女子医科大学精神科教授の石郷《いしごう》岡純《おかじゅん》先生から「多剤大量処方を改める手伝いをしてくれ」と誘われ、神戸を離れ、東京へ移りました。50歳のときです。妻と娘たちはよくついてきてくれたと思います。感謝。

精神科治療の中心が薬物療法になったのは１９５０年代からですが、多剤大量処方が蔓《まん》延《えん》してしまったのは、**多くの精神科医が、患者さん自身に本来備わっている自己治癒力のイメージを持たないまま薬剤処方している**ためではないか、と考えています。

うつ病を例にとってみます。うつ病は気分障害のひとつですが、私たちの気分は、脳の神経伝達物質によって変化します。神経伝達物質によっていろいろな情報が脳細胞に伝わりますが、そのおかげで私たちは感じたり、考えたりできるわけです。

ところが、ある神経伝達物質が過剰に放出されたり、神経伝達物質をキャッチする細胞の受け皿（受容体）の働きが弱ったりして、そのバランスが崩れると、一日中気分が落ち込む、眠れないなどさまざまな症状や障害が起きてきます。精神科で使われる向精神薬は、神経伝達物質の量を増減したり、神経伝達物質の受容体に作用して、乱れてしまった神経伝達のバランスを取り戻すために使用します。抗うつ薬の場合は、不足していると考えられるセロトニンなどを補うことで、神経伝達のバランスを取り戻すことを目指します。

バランスが整うと弱っていた自己治癒力が回復し、ストレスで傷ついた脳細胞も修復され、脳の働きも回復していきます。その結果、ストレス対処能力が向上し、少しぐらいのストレスなら脳が傷つかなくてもすむようになり、悪循環が断ち切れ、やがて薬を投与しなくても症状が出ないようになります。

しかし、うつ病の主な原因のひとつは心理的・社会的ストレスで、過度なストレスがある場合、ストレス状況をそのままにしていては、いくら抗うつ薬を増やしても効果は出ません。そのため、休学や休職をしてストレスを減らすのですが、過度の緊張状態が続いたためか、ストレスから離れても、不安・焦燥、不眠が続いてしまう患者さんもいるのです。

そういうときには、睡眠薬、鎮静系薬剤を使い、脳の活動を低下させて強制的に休ませます。このタイプの薬はいつまでも続けるのではなく、生体のリズムが戻って自然に脳が休めるようになれば中止しなければなりません。**薬で脳の活動を低下させているわけなので、漫然と必要以上に処方していると自己治癒力も低下し、うつ病の回復が遅れます。**

回復の遅れを病気のせいだと捉えてしまい抗うつ薬を追加したりすると、多剤大量処方の罠《わな》にハマってしまいます。自己治癒力を意識して治療していれば、過鎮静となる薬をいつまでも処方することはないはずです。統合失調症のように継続投与が必要な疾患でも、必然、神経伝達のバランスを保つ適切な量の薬を目指して処方するようになり、多剤大量処方にならずにすむのではないかと考えています。

「敏感」と「鈍感」で見ていく

適材適量処方をするには、発達のデコボコを観察する視点が大事です。人はみんな多かれ少なかれ、発達にデコボコを抱えています。発達障害の傾向はその人の性格傾向みたいなものです。そこにいろいろなストレスがかかって病気になるわけですから、医師が患者さんを診るときは**ベースに発達障害の傾向がないか、常にそのことを意識して診察する必要がある**と思います。

私は発達のデコボコを「敏感」と「鈍感」で見ていきます。敏感は脳の活動が上がっている状態で「不安」として感じられます。一方、鈍感は脳の活動が下がっている状態で「不注意」として現れます。薬で調整していくときは、敏感すぎる部分の感度を下げ、鈍感な部分の感度を上げることによって、不安や不注意を和らげ、その子が今の社会で生きやすいように発達の方向を調整していきます。

敏感・鈍感は、脳の神経伝達物質によって変化しますが、精神科の治療において重要な神経伝達物質は、元気のノルアドレナリン、喜びのドーパミン、安心のセロトニンです。ノルアドレナリンとドーパミンはアクセル、セロトニンはブレーキの役割を果たします。

そのことを踏まえて敏感・鈍感を考えます。ノルアドレナリン神経系の活動によって、それぞれ2種類の不安と不注意に分けられます。

敏感は次の2種類の不安がベースになります。

●ノルアドレナリン系UP時の不安

イライラ、恐怖、冷や汗が出るなど、人間が肉食獣と対峙したときのような、闘うか、逃げるか（Fight or Flight）の状態。治療としては、「レクサプロ」でセロトニンを増やし、ノルアドレナリン系の神経過敏にブレーキをかけます。

●ドーパミン系UP時の不安

「人から悪意を持って見られている」「噂されている」など、何か怪しい意味がある不安や恐怖、自分の中に得体の知れない何かが侵入してきそうな不気味で嫌な感じ、ムンクの代表作『叫び』のようなイメージ。治療としては、ドーパミン系の活動を下げて安定させる薬「エビリファイ」やドーパミン遮断薬「ロナセン」を少量処方し不安や恐怖を和らげます。

鈍感は2種類の不注意がベースになります。

●ノルアドレナリン系DOWN時の不注意

ぼーっとしている（純粋な覚醒不足）、寝ても寝ても眠い、集中力がなく注意が持続しないなど。治療としては、ノルアドレナリン系の活動を高め安定させる薬「インチュニブ」や、ノルアドレナリンを増やす「ストラテラ」で集中力を高めます。

●ドーパミン系DOWN時の不注意

興味を持てないので注意を向けられない、「少しがまんすれば先にいいことがあるから今に集中する」ということができない（遅延報酬機能が弱い）、周りの雑音が気になって集中できないなどの状態。いろいろなことに注意が向き、集中が途切れて多動になったりします。治療としては、ドーパミンを増やして脳を活性化させる薬「コンサータ」で集中力を高めます。

「症状」の裏側にある「人」を見る

注意しなくてはならないのは、敏感と鈍感が混在しているときです。たとえば、じっとしていられない「多動」や、何か刺激があったときに過剰に反応する「衝動性」は、**敏感に見える鈍感**です。これらは、運動に関係するドーパミン機能が昂《たかぶ》っているのに、ブレーキをかける前頭葉機能は低下している鈍感な状態で、それぞれの程度によって、「コンサータ」「エビリファイ」「インチュニブ」などを使い分けます。

　こだわりが強く、何かにとらわれて繰り返し行う「強迫観念」や「強迫行為」も、敏感の背後に鈍感があります。ノルアドレナリン、ドーパミンの過剰による不安と、多動、衝動、さらに前頭葉機能の低下が見られ、「レクサプロ」や「エビリファイ」などを組み合わせて使うことが多いです。

　いちばん間違われやすいのは、敏感すぎて鈍感になっているケースです。虐待を受けた子などは、周りの多くのことを警戒しているので、ひとつのことに注意を向けて持続させることができません。そのため、集中できない、覚えられない、落ちつかない、ミスが多いといった傾向があり、しばしばＡＤ／ＨＤと誤診されてしまうんですね。そのため「ストラテラ」などノルアドレナリンを増やすタイプのＡＤ／ＨＤ治療薬を処方されるのですが、不安や恐怖感がより強くなる可能性があり逆効果です。私なら、まずは「レクサプロ」や「エビリファイ」などで不安をとって、それでもＡＤ／ＨＤの症状が残っていれば「インチュニブ」などの薬を出します。

　このように、**目に見える症状ばかりにフォーカスすると、誤診や多剤大量処方を招く**もとになります。ベースにあるその人固有の特徴、生活史も加味して今の症状を評価しなければなりません。そもそも薬は症状を抑え込むことが目的ではなく、患者さんの困り事を和らげて、よりよい生活を送るために使うのです。そのためには、患者さんの話をよく聞いて、この子にとってのストレス要因は何か一緒に考え、それをどうやって減らすかを考えます。家族や学校など関係者と協力して、本人の苦しいところ、困っていることは何なのかを探り、ストレスから離れ休める環境を作り、栄養、休養、睡眠、必要なら薬も使うわけです。薬の力はわずかですが、薬を使わないと脳が休めない人にはなくてはならないものだと思います。

子どもと一緒に薬について学ぶ

薬を効果的に使うには、患者さん自身の意識も大切です。「なんとなく与えられた薬を飲んでいる」というおまかせの姿勢でなく、「困り事をコントロールするために服用する」という前向きな姿勢が自己治癒力を高めます。まずは、**処方された薬が何という薬で、どういった効果と副作用を持っているのか把握して**おきましょう。親子で薬について話し合ったり、一緒に勉強するのもいいですね。

薬は使い方次第では健康を害するリスクを伴うものですから、わからないことは、臆することなく担当医や薬剤師さんに尋ねましょう。本やインターネットで調べるのもよいですが、そのあと必ず担当医に確認しましょう。処方薬を調べるなら添付文書検索サイトもあります。Ｐｍｄａ独立行政法人　医薬品医療機器総合機構「医療用医薬品情報検索」
https://www.pmda.go.jp/PmdaSearch/iyakuSearch/

２０６～２０７ページに、私が思春期に処方する際の主な薬を一覧にしました。ちょっと専門的になりますが、参考にしてみてください。

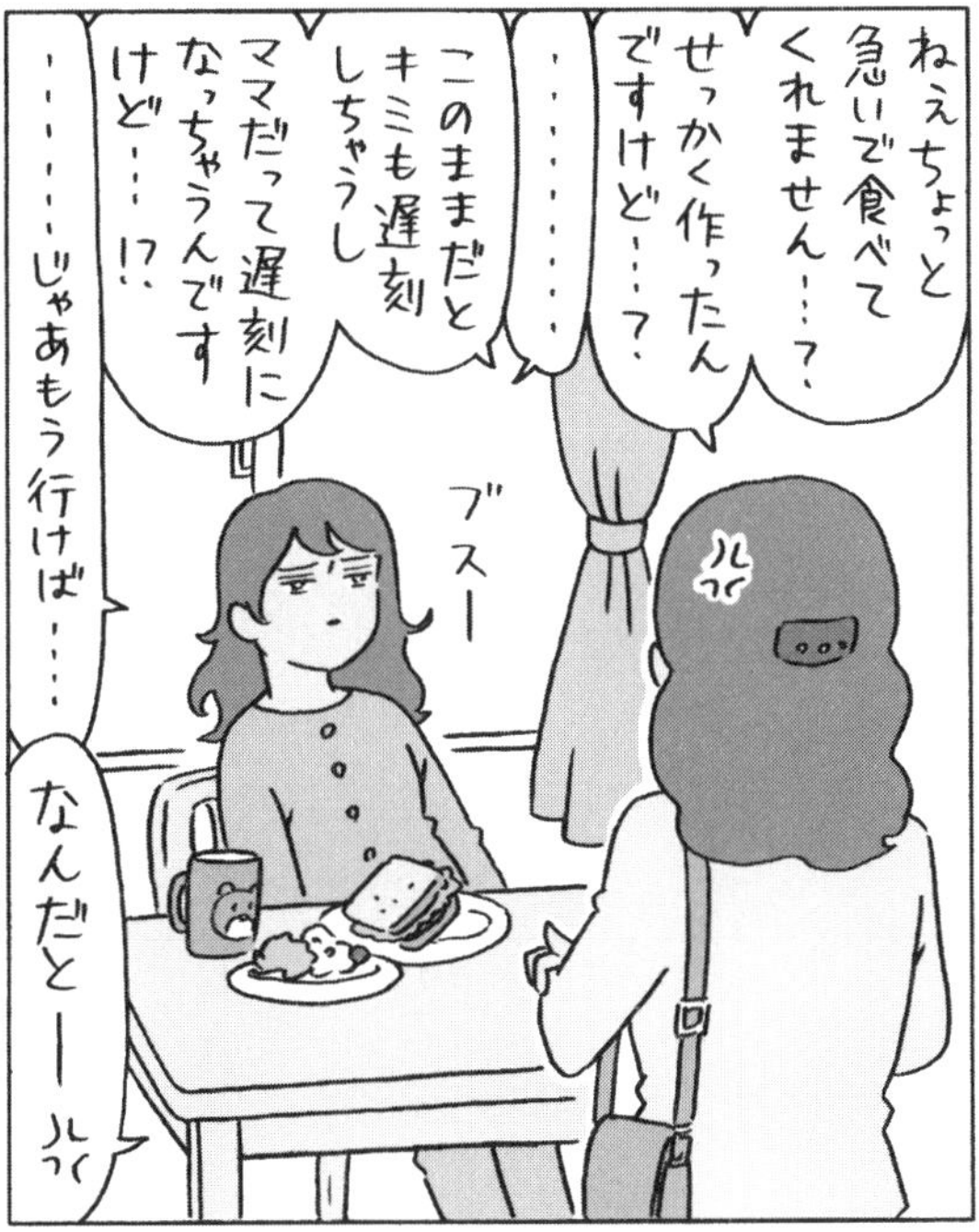
ねぇちょっと急いで食べてくれません…？
せっかく作ったんですけど…？
……
このままだとキミも遅刻しちゃうし
ママだって遅刻になっちゃうんですけど…!?
ブスー
……じゃあもう行けば……
なんだとー

【大脳皮質】

大脳表面に広がる神経細胞の薄い層で、本能をつかさどる古皮質と意識的行動や論理的思考などをつかさどる新皮質などがあるが、思春期では新皮質はまだ発達途上。

【前頭前野】

大脳皮質の約３割を占め、思考や創造性を担う脳の最高中枢。思春期に軽率で衝動的な判断をしがちなのは、ここが未成熟である影響大。

【扁桃体】

怒りや恐れ、喜びなど情動の中枢で本能的な行動や攻撃性に関わる。思春期には扁桃体で情報処理を行うことが多く、極端な感情や行動を招きやすい。

【海馬】

記憶を作る部位で思春期には活性化して学習能力が高まる一方、お隣の扁桃体の影響を受けやすく、過剰な興奮が続くと記憶力が低下することも。

【側坐核】

報酬系に関わる「やる気スイッチ」。思春期にはドーパミンの働きが強く、側坐核が過敏に反応しやすいため、くり返し興奮を求めて依存を生み出しやすい。

【視床下部】

自律神経やホルモンの中枢で扁桃体が判断した快・不快をもとに、血圧や体温、発汗など身体的な反応をコントロール。思春期には性ホルモンを刺激するホルモンを出して第二次性徴に導く。

【線条体】

運動など体で覚える学習を担う。動機づけや意欲にも関わり、ここが機能低下すると対人緊張が強くなり、社交不安障害に陥ることも。

思春期の脳はどうなっている？

第二次性徴期にあたる思春期には脳が目まぐるしく変化しています。
10代の脳の発達過程を知ると思春期の不可解な言動も
“なるほど！”と腑《ふ》に落ちるはず。

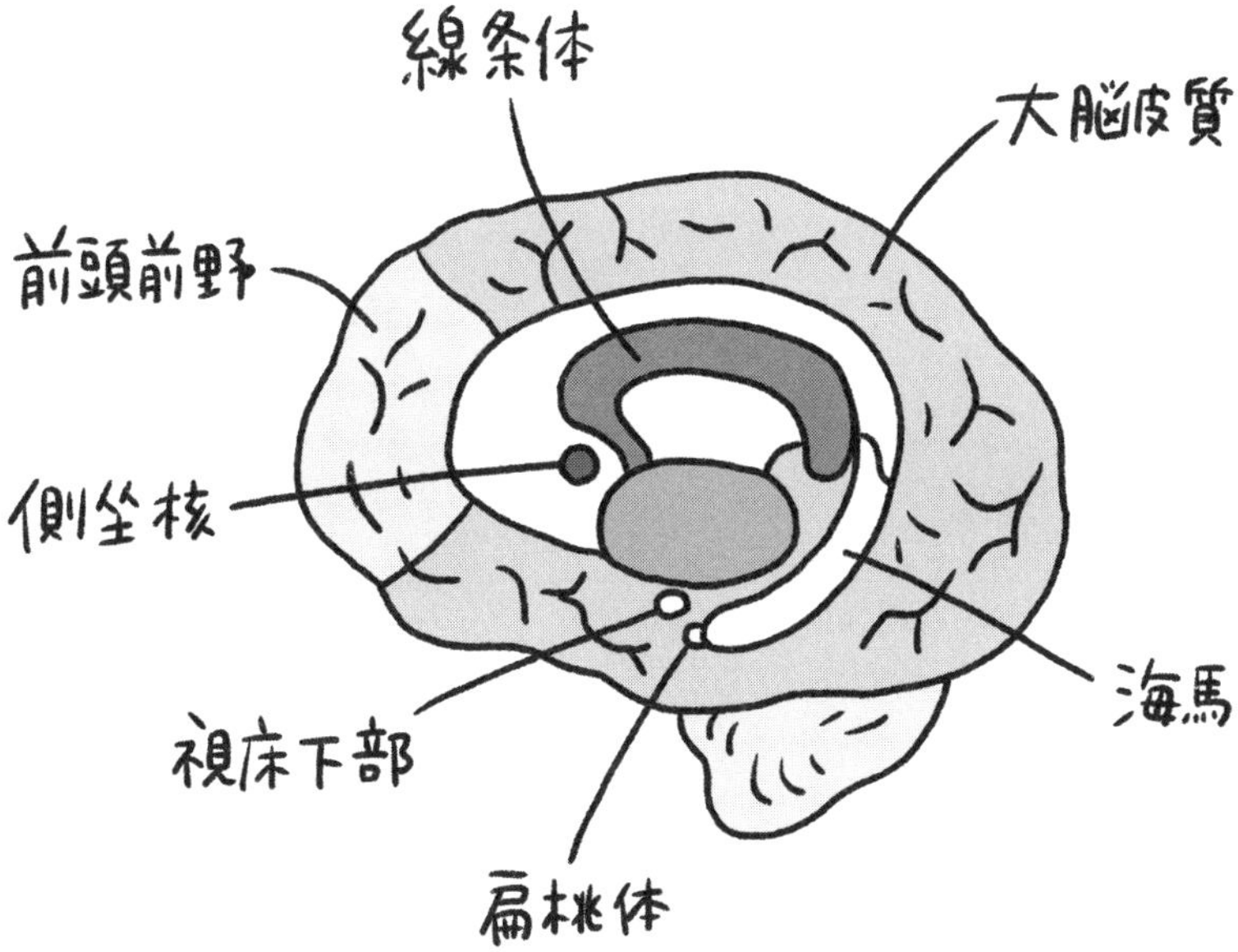

（NA：ノルアドレナリン / DA：ドーパミン / ⬆：UP / ⬇：DOWN）

脳機能のイメージ	薬理学的意味	処方薬
扁桃体 NA ⬆	セロトニン⬆で NA にブレーキ	レクサプロ
大脳辺縁系 DA ⬆	DA ⬇	エビリファイ ロナセン
前頭葉 DA ⬇ NA ⬇ 線条体 DA ⬆	前頭葉強化 DAを安定化	コンサータ ストラテラ エビリファイ
前頭葉 DA ⬇ NA ⬇ 側坐核 DA ⬆	前頭葉強化 DAを安定化	コンサータ エビリファイ インチュニブ
扁桃体 NA ⬆ 線条体 DA ⬆ 前頭葉 DA ⬇	セロトニン⬆で NA にブレーキ DA を安定化 前頭葉強化	レクサプロ エビリファイ
前頭葉 NA ⬇	NA ⬆	ストラテラ インチュニブ
側坐核 DA ⬇	DA ⬆	コンサータ
前頭葉 DA ⬇	DA ⬆	コンサータ ストラテラ
前頭葉 DA ⬇	DA ⬆	コンサータ ストラテラ
扁桃体 NA ⬆ 前頭葉 DA ⬇ NA ⬆ 側坐核 DA ⬇ 線条体 DA ⬆	セロトニン⬆で NAにブレーキ 前頭葉強化 DAを安定化	レクサプロ エビリファイ インチュニブ

取り込みされるため、ストラテラを投与すると前頭葉ではノルアドレナリンとドーパミンが増えます。

大下ドクターの 思春期処方薬

	症状	状態像
敏感	不安、緊張	肉食獣と対峙
	不安、妄想	ムンクの叫び
敏感に見えるが鈍感	多動	じっとしていられない
	衝動性	刺激に過剰反応
	強迫性	繰り返す こだわる
鈍感	不注意	覚醒維持できない
	不注意	興味が持てない
		遅延報酬機能が弱い
		ノイズの抑制不良
鈍感に見えるが敏感	不注意 感覚麻痺 解離 過覚醒 フラッシュバック	DV 被害 被虐待児

注）ストラテラはノルアドレナリンの再取り込み阻害剤ですが、前頭葉においてはドーパミントランスポーターが少なく、ドーパミンはノルアドレナリントランスポーターで再

ケース
5

多剤大量から減薬で回復したE子さん

小学生の頃から学校に馴染めず、中学に入って朝起きれなくなり不登校になったE子さん。有名な小児精神科病院で生活リズムを立て直すためにと数カ月の長期入院をくり返すも、過眠は治らず。保健室登校をして定時制高校に入学したものの、些細なことで兄とケンカになり処方薬を大量に飲んで精神科専門病院の児童閉鎖病棟に4カ月入院。療養のため休学することになり高1で留年に。通院に切り替わっても体調不良が続き、心配した母親が家族会で私のことを知り、E子さんを連れてセカンドオピニオンにやってきました。

表情のない能面のような顔つき

初めて会ったときのE子さんは能面のようなのっぺりした顔つきをしていました。一見してわかる**多剤大量処方による過鎮静の状態**です。小児精神科病院では多いときには10種類以上の薬が出ていて、引き継いだ精神科病院では多少薬の整理を始めていたようですが、それでも8種類もの薬が出ていました。「薬多いねー」と言うと、「やっぱり減らせるんですね」とお母さんの硬い表情がパッと明るくなり、私のクリニックへ転院を決めました。

私は患者さんやご家族から過鎮静や減薬の相談をよく受けるのですが、多剤大量処方になるのは、不調の原因を考えず、ひたすら個々の症状を消し去ろうとさまざまな薬をどんどん追加していくからだと思います。結果、似たような効き目の抗精神病薬や睡眠薬が何種類も処方されていたり、副作用止めの薬の副作用を止める薬が追加されるようなこともあります。また、混乱が激しい急性期には、安定期の何倍もの量の薬を処方して鎮静させることもあるのですが、急性期が過ぎてもそのままで減らしていないケースも少なくありません。

多剤大量処方が長く続くと、患者さんを困らせる症状が本来の病気によるものなのか、薬の副作用なのかさえ見分けがつかなくなってしまいます。**長期間、大量の薬に脳がさらされることで本来の状態がさらに悪化することも**あり、成長過程の思春期の脳であればなおさら深刻な影響が考えられます。しかもE子さんの場合、3度も数カ月にわたる入院をしていますが、長期間日常生活から切り離されたことで、入院によって損なわれたことも多いと思います。脳が未熟な思春期では、発達が妨げられ、性格形成にもネガティブな影響も及ぼしかねません。**入院は長引くほどにデメリットが大きくなるので必要最小限にとどめたい**ものです。

もともとのE子さんは、自我の発達が早く反骨精神の強い子です。心理検査ではＡＳＤを中心にＡＤ／ＨＤの特徴も見られました。こだわりが強く融通がきかないため、学校ではわがままな扱いにくい子とみなされてきたのでしょう。それに対抗して、体の不調で自分の気持ちを一生懸命訴えてきたのだと思います。長すぎる入院はE子さんの自尊心を傷つけ、かえって強迫観念や自責の念を強めたかもしれません。その結果、統合失調症を疑われ、薬が増えていくことにもつながったのではないかと思われます。

減薬で無邪気な笑顔が戻った

適切な薬を適量の服用に変えていくことを「**薬のスイッチング**」といいますが、長く服用してきた薬をやめるのですから、そんなにパッとは変えられません。E子さんの場合は躁うつ気質があるので、その波が起こらないようにする薬は残しておいて、まずは依存性の高いベンゾ系の睡眠薬を減らし、次に鎮静系の薬を減らしていきました。

減薬すれば、多くの場合、抑えられていたデコボコが見えてきて症状が揺れます。特に長期間服用してきた薬をやめるときには、反動で頭痛、めまい、吐き気、不安、興奮、下痢、疲労などの離脱症状が出やすくなります。E子さんの場合も、敏感なところが出て、モノに当たったり、家族に突っかかったり衝動的な言動も現れました。「自分は本来暴力的な人間なんじゃないか、薬を飲んでいたときはこんなことはなかった」と心配するので、「感情が出ることはいいことなの。だって人間なんて怒るのは当たり前じゃない。まあケガしない程度に、壊すのはせいぜい安いものにしておけるといいね」と言うと、「周りのためには薬で抑えたほうがいいのかもしれないけど、もう薬は増やしたくない」とキッパリ言いました。

結局、E子さんに処方されていた薬は約2カ月で全部なくなり、不安や強迫性をゆるめるSSRIのレクサプロと躁うつ気分の波を安定させる抗精神病薬のエビリファイに切り替えました。薬が減っていくとE子さんに笑顔が戻りました。兄妹でふざけて無邪気に笑っている娘を見たお母さんが、「何年かぶりに、娘の笑った顔を見ました」と報告してくれました。

症状が揺れると患者や家族が不安になるのは当然ですが、実は、医師も怖くなって薬を減らすことをあきらめたり、再発と勘違いして薬を追加してしまったりしがちです。けれども、**症状の揺れは、少し待っているだけでおさまることが少なくありません。一気に薬を抜くと、**

激しい離脱症状が出やすいので、減薬は少しずつ時間をかけて行うのが鉄則です。揺れが出ても慌てないで、少しこまめに様子を観察しつつ、本人の自己治癒力を信じてじっと待つ。医師や家族にも勇気と根気が必要です。

大切なのは、本人も周りも、減薬に対する知識を共有し、みんなが同じ目標を持って、変化を見守る環境です。そこで家族や学校関係者にも来院してもらい、E子さんを中心にしてみんなで何度も話し合いを持ちました。幸い、ご家族が減薬に協力的だったことに加え、高校の養護教諭がとても熱心で、不安がる担任を励まし、学校でのサポート体制を整えてくれて、無事、1年後に復学することができました。

がんばり過ぎないで手を抜くことも大切

復学後も、学校行事をがんばり過ぎてエネルギー切れになったり、クラスメイトとぶつかって不安定になったりして、登校できなくなったこともあります。全力投球でがんばり過ぎるので、出席日数を数えつつ単位が取れるギリギリのところを狙おうとサボり方を教え、一生懸命手を抜くように指導しました。学校のほうも、授業中つらいときは**机に付箋を貼ってSOSの合図**にする、**耳が過敏になったときは耳栓**をしていいなどの配慮をしてくれました。

それでも注意力が続かず授業中に寝てしまうことが多く、単位が危ぶまれたため、AD／HD治療薬のコンサータを、学校に行く日の朝に服用させました。コンサータの原材料「メチルフェナニデート」は依存性が形成される可能性があることから管理が厳しく、処方できる医師は発達障害に精通しているなど所定条件を満たした登録医だけです。即効性があるので、もっと量を増やしたいと希望する親もいるのですが、本人にあった量を超えて使うと過集中となり脳が疲労して逆に集中力が低下し、頭痛、食欲不振、吐き気などの副作用も出てきます。長期間過剰な量で使うと幻覚が出たり、攻撃的になったりする可能性もあるので、医師と相談しながら適切な量を服用することが重要です。

　周りのサポートを受けながら、つらい時期を乗り切ったE子さんは無事に高校を卒業。園芸の専門学校に入学して、造園の勉強をしています。お母さんの知り合いの花屋さんでアルバイトも始めて、家族の夕食を作ったりもするようになったそう。

「ママの用事が1個でも減るならそれがいちばんうれしいことで、ママから〝ありがとう〟と言われるのがすごくうれしいと言ってくれます」とお母さん。実は、お父さんは長年病気を患って自宅療養しているのですが、どんなときも〝ありがとう〟を忘れない人なんだとか。

「最近、思うんです。**娘も私も夫の〝ありがとう〟に救われていたのかも**しれないなって。E子は私以上にパパのことが大好きなんですよ（笑）」

おしまいに
～比べないで、責めないで。みんながラクになれますように

この本の出発点は、２０１８年8月から集英社学芸編集部のＷＥＢ上で連載した「でこぼこ相談室、教えて大下先生、母娘が幸せに生きるための12か条」です。その頃、私は東京女子医科大学病院で児童思春期外来をやっていたのですが、受診する親子向けに「心の病気のしくみや治し方」をわかりやすく説明した冊子が必要だと感じていました。子どもの精神疾患について書かれた本はいくつもあるのですが、**子どもにもともと備わっている発達する力「自己発達力」、治していく力「自己治癒力」**に注目して書かれた本が見当たらないのです。

そのことを集英社の編集者の方にお話ししたところ、ＷＥＢでの連載を提案され、私一人ではいつまでたっても進まないだろうと、ライターの石丸久美子さんを紹介してくれました。思春期の子を持つお母さんたちの悩みに私が回答し、その原稿をはるな檸檬さんが読んで挿絵を描いてくださいました。深刻な相談もありましたが、はるなさんのユーモラスな挿絵にも助けられ、反響は想像以上。クリニックに相談に来られた親子も少なくありません。

新型コロナのパンデミックで連載を中断したあとも、患者さんや医療関係者から続きはまだかと頻繁に聞かれ、このまま終わらせるのはもったいないと一念発起。ＷＥＢ記事をさらにわかりやすく改訂し、温めていた内容もたっぷり加えて書籍化することになりました。

かくいう私もデコボコです

表題の「デコボコ相談室」ですが、実は連載時から気に入っていました。それは、自分の人生もデコボコだったからです。

子どもの頃を振り返ると、誰もが自分は発達障害じゃないかと思うものですが、私も例に漏れず、落ちつきのない、人の話を聞かない、人の気持ちがわからない、独りよがりな子だったと思います。成績もデコボコで小学生の頃は、算数はよかったですが国語はダメでした。人の気持ちを察することができないと国語の点は取れません。いじめられたこともいじめたこともありました。でも、いじめたことは叱られるまで気がつきませんでした。

中学のときに東大紛争をテレビで見て、権力に立ち向かう学生に共感を覚えた記憶があります。信念に命を懸け、散っていく姿に、です。

高校生になった私は、学園紛争に身を投じ命を絶った女子大生・高野悦子の日記『二十歳の原点』を読み、自分も大学に行ったら学生運動をして死のうと思いました。**思春期の脳は死ぬことのリアリティがなく、死を美化する**のです。

そんなことも影響して、高野悦子の母校である立命館大学の理工学部数学科に入学。学生運動に参加するつもりがすでに運動は下火になっていて、何をしていいかわからないまま講義にも出ず、麻雀やパチンコに明け暮れる日々。留年もしました。

24歳で卒業後は、親のすすめで地元の市役所に就職するも半年で退職。友人の紹介で高校講師をやり、翌年に中学校の数学教師になりました。校内暴力全盛期の頃です。

教師になったものの、集団の子どもたちを指導したり教えたりするのが苦手で、できの悪い教師でした。子どもは集団だとギャングですが、個別に話すとみんな憎めない人間味あふれる子ばかりです。顔や体格は違い、性格、身体能力は異なり、家庭環境もさまざま、一人として同じ子はいません。子どもたちの心の中を少しでも理解したくてカウンセリングの勉強を始め、その流れでユング派の山中《やまなか》康裕《やすひろ》先生のもとへ通うようにもなりました。

しかし結局、教師は挫折。海外で働く憧れもあり、フィリピンで井戸掘りのボランティアに参加したりもしましたが、山中先生のすすめもあり、中井久夫先生がおられた神戸大学を受験し、運よく合格したので精神科医の道を歩むことになりました。29歳のときのことです。

教師時代の挫折が原点に

医学生のときは、現役生より10歳以上年長ということもあり、ずうずうしく中井先生のところに押しかけていました。赤面ものです。中井先生は革新的な芸術療法のひとつ、風景構成法の創始者で著作全集が出るほど著名な精神科医でしたが、嫌がるふうもなく、退勤時の地下鉄で私を見つけると人を掻き分けてやってこられ、いろいろ話をしてくださいました。

研修医時代、急ぎの用事があって病棟から外来棟に走って移動していたら、「君みたいに元気な人が患者さんにぶつかったら危ないから走らないようにしなさい」とやんわりと注意された記憶があります。元気だけど危なっかしい若者に見えたのでしょう。何かにつけ頼りない私を気にかけてくださり、あるとき芸術療法学会の会期中、精神療法の達人として名高い神《かん》田《だ》橋《ばし》條《じょう》治《じ》先生とお酒を飲まれる席に、私を連れて行ってくださったことがあります。二人のカリスマ医が**「どんな患者も私たちと変わらない回復していく力を十分に持っている、それをどう引き出すか」**というような話をざっくばらんに話されているのを聞きました。「自己治癒力」「自己発達力」という概念は、この頃に私の脳に刷り込まれたのだと思います。

中井先生は２０２２年8月8日に88歳でお亡くなりになりました。ご冥福をお祈りします。

精神科医になってからは大人を中心に診療していましたが、教師を途中でやめてしまったという負い目があったのでしょう、兵庫県中央児童相談所の思春期相談、神戸国際大学の学生相談、兵庫県学校サポートチームで中学生の相談など、子どもに関わる仕事も積極的にやっていきました。精神科クリニックの草分けであった故生《いく》村《むら》吾《ご》郎《ろう》先生が高校教諭らと立ち上げた思春期の課題について考える勉強会や、神戸大学の同級生だった高《たか》宮《みや》静《しず》男《お》先生や北《きた》山《やま》真《しん》次《じ》先生が神戸市の養護教諭と一緒に行っていた摂食障害など小児心身医療についての勉強会などにも参加し、学校を巻き込み、不登校対応や親の治療も行いました。子どもを取り巻く環境をよくするには、医療と教育現場の連携が不可欠だという確信は、これらの体験で培《つちか》われていったと思います。

母と子はいずれ分離しなくてはならない

50歳で移った東京女子医科大学では、新たに児童精神科外来をスタート。小児科にも働きかけ、小児科医、小児科の臨床心理士、小児病棟の看護師、精神保健福祉士、作業療法士、薬剤師などたくさんの職種の人たちと定期的なカンファレンスを行いました。

小児科との連携で印象深いのは、腎移植を受ける子どもたちの心理的サポートです。東京女子医大は腎移植手術が日本一多い病院なのですが、当時は小さな子に手術を伝えるのは恐怖心が出るだけだから黙って手術したほうがよいと考えられていました。ですが私たちは小児科と連携して、事前に子どもたちに治療の説明をして同意を得ることを始めました。すると、術後の予後もよく、その先の服薬も守れ、移植腎がうまく機能するケースが増えたのです。たとえ**幼い子どもでも、自分の状態を知って手術を受けることを自己決定し、自らよく**

なろうと治療に臨むことで自己治癒力が高まるという事実に感動しました。

一方で、進行性の腎疾患で腎移植が適応できない子の母親も面接しました。「１年でもいい、この子の命が長らえるのなら私の腎臓を使ってほしい」と懇願する母たちの思いは切実で、多くの母親にとって子どもはまさに自分の一部なのだと痛感しました。そういう思いを受けとめながら、「母子は一体ではなく、いずれは分離しなくてはならない。お母さんは精いっぱいやってきた。でも、人には逆らうことのできない運命がある。運命を受け容れることも必要なんです」とお話ししました。

穏やかな表情で自分の子どもの最期を見送られたお母さんを見ていると、運命を受け容れるということが最終的な心の平安につながるのだと思いました。こうした臨床経験を積みながら、自己治癒力を引き出す心理教育プログラムの立ち上げも行いました。

心理ケアを深めるうちに、ＮＰＯ法人メンタルケア協議会の電話・ＳＮＳ相談員の研修指導をするようになりました。10代からの相談はいじめ、性的虐待、妊娠など深刻な相談も多く、場合によっては対面相談に誘導して精神科医が診るところまでカバーしています。

理事長の羽藤《はとう》邦利《くにとし》先生は穏やかな方ですが、60年代の学園紛争の折にがんばっていらっしゃった方で、今も精神科医の理想を失わず現役で活躍されています。私にはそんな強さはありませんが、羽藤先生から誘われ、２０１２年に代々木の森診療所の院長になりました。

お母さんもデコボコでいい

改めて振り返るとデコボコだらけの人生でお恥ずかしい限りですが、私のようなどっちを向いて歩いてきたのかわからないような者でも、さまざまな人に助けられ、成長し、発達し、それなりの形になってきたと思います。どんなにデコボコがあっても、すべての人には自己発達力、自己治癒力がもともと備わっているのです。

人に迷惑をかけてはいけないという教育風土が根強い日本では、デコボコが目立つ子は、生きづらいことも多いでしょう。でもデコボコは個性です。いい子になんてならなくていい。そしてお母さんもデコボコでいいんです。社会が求めるいい母親になんてならなくていい。思い通りにいかないのが人生です。人と比べて自分を責めたりしないでください。

子どもの不完全を認めるには、まずは大人たちが自分の不完全を認めて、その不完全な自分を好きになることです。「振り返ってみると、いいことも悪いこともたくさん経験したし、よくさぼったけど、それなりにがんばったこともあった。よくやったよ」と自分をねぎらってみませんか。だって本当にしっかり生きてきたじゃないですか。そんなことを言えるようになったのも、私が歳をとった証拠ですけどね。

コロナ時代に入り、世界中で「持ちつ持たれつ」のムーブメントが生まれています。これはとても歓迎すべき点です。真の自立とは依存先をたくさん持つことだと、脳性麻痺で小児科医の東京大学先端科学技術研究センター准教授・熊谷晋一郎《くまがいしんいちろう》先生はおっしゃっていますが、その通りだと思います。自立は人生の目的ではありません。目的にするのは自分の意思で生きること。自立したほうが自由があるから自立しようとしているだけで、自立は手段です。自立を義務や目的にすると、人に助けを求められなくなってしまいます。

　袖振り合うも多生の縁。人間は誰しも弱い存在でみんなデコボコを抱えています。互いの**デコボコをおもしろがる、かわいく思える、**そんな視点を持てたなら、もっと風通しのいい世界になっていくでしょう。誰もがもっと自由に生きていいし、生きられるのですから。

　末尾になりましたが、書籍化にあたり担当を引き受けてくれた集英社の山本智恵子さん、構成を担当してくれた石丸久美子さん、イラストを描いてくれた、はるな檸檬さん、デザインを担当してくれたオクターヴさん、ＷＥＢ連載の編集担当をしてくれた集英社の武田和子さんに、心より感謝したいと思います。

２０２３年　梅薫る春に

大下隆司

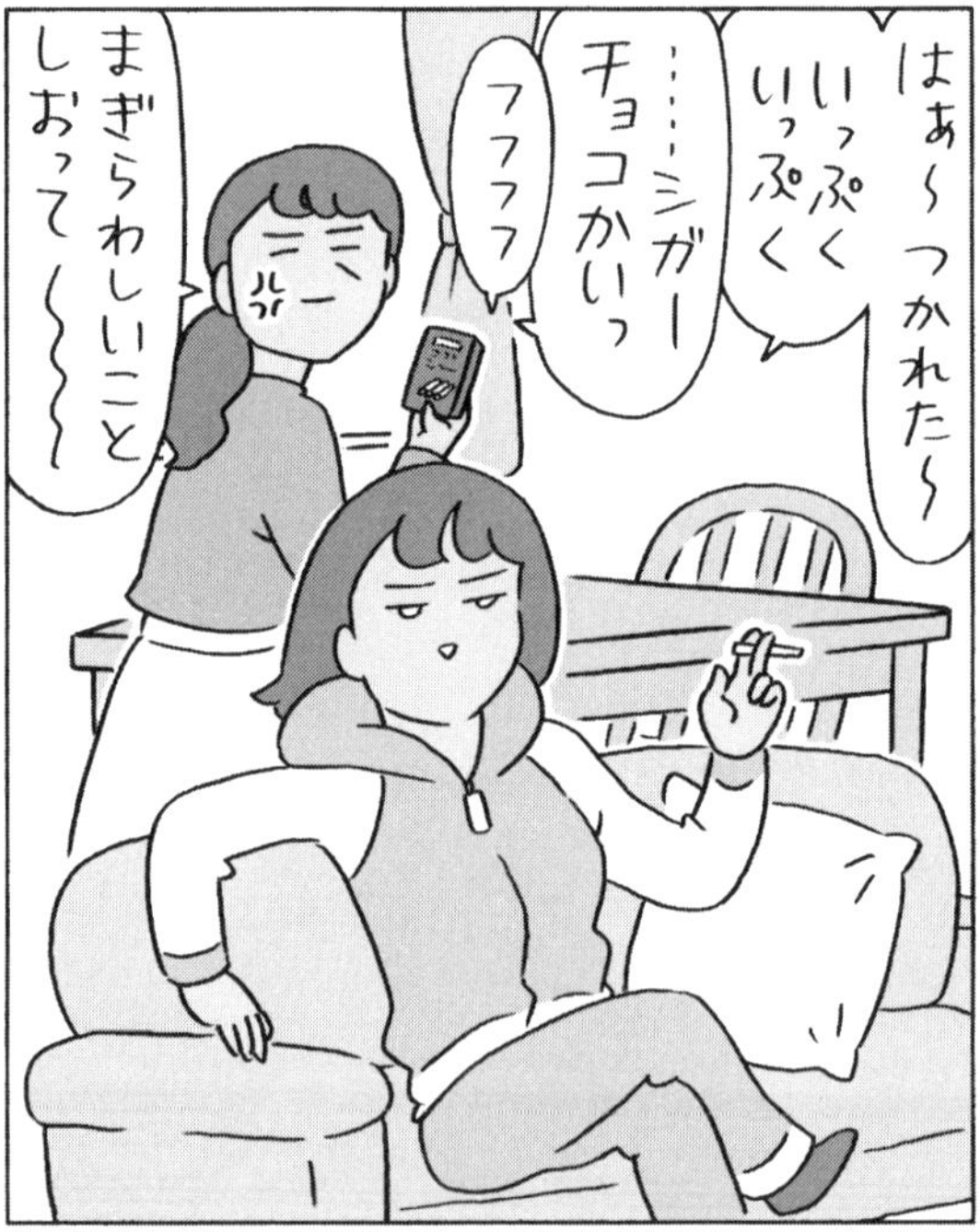
はぁ～つかれた～
いっぷく
いっぷく
……シガー
チョコかいっ
フフフフ
まぎらわしいこと
しおって～～～

大下隆司（おおしも・たかし）

一九五五年、鳥取県境港市生まれ、精神科医。代々木の森診療所院長。立命館大学卒業後、数学教師等を経て二九歳で医学生となり、一九九一年神戸大学医学部卒業。神戸大学医学部付属病院、東京都立墨東病院、明石土山病院、東京女子医科大学勤務を経て二〇一二年より現職。診療のかたわら、兵庫県中央児童相談所の思春期相談、神戸国際大学の学生相談、兵庫県学校サポートチームで中学生の相談、新宿区教育委員会特別支援教育巡回相談で発達障害の小学生の相談等、子どもに関わる仕事に注力し、現在も國學院大學の学生相談、NPO法人メンタルケア協議会の副理事長をつとめる。専門は、臨床精神薬理、心理教育、児童青年精神医学。認定資格等：精神保健指定医、精神科専門医、産業医、臨床心理士、公認心理師。